僕らのアディクション治療法
楽しく軌道に乗ったお勧めの方法

著

常岡俊昭

星和書店

まえがき

　「アディクション治療チームを作ろう」と最初に閃いたのは，どこかの定食屋だった気がします。仲のよいコメディカルと一緒に夕食を食べている時に，「自分たちで1から作り上げるプログラム」を作ることに魅力を感じました。その当時は大学病院に勤めて5年くらい，精神保健指定医も無事に取得でき，病棟での指定医業務にも慣れてきて，なんとなく日々の業務もこなせるようになり，生活にマンネリ化を感じている時でした。慣れてきたとは言っても，それは最低限のことができるだけであって何か自分にしかできない技があるわけでもなく，外来治療では，患者数の多さや他の業務での忙しさを言い訳にして，患者には「変わりないです。大丈夫です」「では同じお薬でいいですかね？」と言うことの繰り返しでした。引っ越し，転職，家族の死などの大きな出来事でさえ共有できておらず，とても患者一人ひとりとしっかり向き合っているとは言えない状態でした。

　昭和大学附属烏山病院（以下，当院）で作成した統合失調症の疾病教育プログラムを通して，コメディカルと一緒に病状だけでなく生活について話し合うことや，学会発表のスライドを作ることは高校の部活の延長のような一定の刺激ではありましたが，ADHD（注意欠陥・多動性障害）傾向のある私はしばらくすると新しい刺激が欲しくなっていました。

当院でのアディクション治療は，最初は完全に自分たち本位で「楽しそうだから」という理由で始まったイベントです（巻き込まれたスタッフが楽しく感じていたかどうかはわかりませんが……）。自分としては“同じ職場でマンネリ化して飽きる前にイベントを！”くらいの気持ちでした。

　こう書くと「アマチュアなのか」「学生気分が抜けていない」「責任感がない」などなど思われそうですが，統合失調症の疾病教育プログラムで私が学んだことの一つとして，「スタッフが楽しめるプログラムこそ長く続き，患者を引きつけられるプログラムだ」と感じていたので，自分たちも患者も楽しめるように，飽きないように，と考えていきました。これは私たちが作った最初のプログラム「併存障害治療プログラム」の根底にある「浅くてもいいから広く，そして何より楽しく」につながっていました。「楽しそう」から入院患者対象のアディクション治療チーム，併存障害治療プログラムを作成し，もっと「楽しそう」と思ったのでアディクション専門外来，アディクション外来プログラム（SMARPP）へと広げていきました。

　開設当初とは一緒にいる仲間もやり方も変化していますが，それでも次はどんな話が聞けるのか，どんな反応が起こるのか，「楽しそう」でワクワクし続けています。この楽しみを多くの人と共有できればもっと「楽しそう」なことが起こるのではないか，1人でも自身の病院でその病院のニーズやマンパワーにあったプログラムを立ち上げる人が出てきてくれれば，お互いの体験を話し合えれば，もっともっと「楽しくなる！」，そう考えてこの本を書き始めました。

この本は，アディクション治療についてすでに深く関わっている援助者が，その知識をより深めるための本ではありません。それらの解説は，専門病院の先生方の著書や講演等に譲ります。

「アディクションなんて知らない」

「依存症なんて大嫌いだ」

「アディクション患者は専門病院以外には来るな」

そう思っている援助者に読んでもらって，少しでもアディクション患者と触れ合うことの楽しさを知ってもらえればと思っています。

また，この本では当院におけるアディクション治療の変遷を示しています。決して当院のやり方が最高だと思っているわけではありません。このようなやり方を唯一無二の方法として勧めているわけでもありません。むしろ，"これだけ行き当たりばったりでも何とかなるのだ"ということを知ってもらい，

「やってみたいけど○○がないから／できないから」

「自分だけではできる自信がないから」

と二の足を踏んでいる援助者の背中を押せればと思っています。

私たちは2011年1月から有志4名(医師・PSW・看護師2名)で入院患者用のアディクションプログラムを立ち上げました。いろいろな研修にも行き，試行錯誤もしましたが，今考えれば「とにかく，目の前にいる患者に対して始めてみた」ことと，「少人数でも多職種で考え方の違うメンバーを集められた」ことがよかったと思います。2013年度からは病棟内で有志を増やし，2015年度からは病棟スタッフ全員の業務となり，2017年度からは病院全体のプログラムとなりました。その間に

2014年度からはアディクション専門外来を，2016年6月からは外来患者用のSMARPPを施行するようになりました。2018年10月からは自助グループを真似して言いっぱなし，聞きっぱなしのプログラムを始め，2019年1月からはギャンブル障害に特化したプログラムも開始しました（次ページの年表参照）。いろいろと発展させてきましたが，一番エネルギーを使ったのはやはり2011年の入院患者用のプログラムの立ち上げです。しかし，頼りになる有志を数人みつけ，目の前の患者に対してのプログラムを未熟でも構わないのでまずは立ち上げてしまえば，あとは自然と成長していきます。様々な不安は成長していく中で消化されていきました。

　この本を読んで，
　「アディクションの患者と関わるのは楽しいかも」
　「この程度でいいなら僕でもできる」
と多くの場所で，その場所に合っていて援助者が楽しみながらできる新しいアディクション治療が行われることを願っています。

2019年5月
常岡俊昭

vii

昭和大学附属烏山病院におけるアディクション治療の変遷年表			
年	月	行ったこと	
2008	3	アルコール病棟閉鎖	やりたい医師がいない。病棟改革の一環で
2009	4	烏山病院勤務開始	はじめての精神科単科での勤務
		統合失調症の再入院プログラム作成	多職種でチームを作る楽しさ
2010	4	再入院に対して依存症チーム作成	飲酒や薬物乱用を合併して再入院してくる患者の多さ
2010	夏	国立精神・神経医療研究センターのSMARPP見学	「再使用した！」「それでもよく来てくれた！」に衝撃を受ける
		DARC（薬物依存症のリハビリ施設），AA(アルコール依存症の自助グループ)，NA(薬物依存の自助グループ) などを見学	生き生きと話す参加者の話に引き込まれる
2011	1	入院用アディクションプログラム作成	患者より見学者のほうが多い。初期メンバー4名だけで開始。閉鎖病棟である亜急性期病棟にて
2013	4	筆者離脱	1年間の世界旅行。うつとアルコールを合併する者へのプログラム作成
2014	4	アディクション専門外来開始	最初は当院を退院した者ばかり。待合室は同窓会状態
2015	4	入院プログラムを病棟スタッフ全員で	病棟スタッフがアディクションに興味と理解を持ってくれる
2016	6	外来SMARPP開始	考え始めてから2ヵ月で開始。精神保健福祉士・心理士・作業療法士と。アディクション外来の患者に宣伝する
2017	4	入院プログラムを病院の全スタッフで	若手医師は「精神科では依存症を診るのは当たり前」と言うようになった
2018	10	言いっぱなし，聞きっぱなしプログラム開始	地域のAAやNAの人にも参加してもらい，院内で自助グループを疑似体験
2019	1	ギャンブル障害プログラム	SMARPPにもギャンブル対象者が増えたことより

【 目 次 】

まえがき ………………………………………………………………………… iii

第1章　一般病院で行うアディクション治療 ：100点を目指さず1点を　　1

私が精神科医になった理由 ……………………………………………………… 1

アディクション患者と出会って ……………………………………………… 2

病院外での2つの出会い ……………………………………………………… 3

「よかったよ」と言ってくれる患者 ………………………………………… 6

100点でなく，1点でもよい …………………………………………………… 7

　Column 1　アディクションとその対応を知り，
　　　　　　　診療に広がりを，心にゆとりを（佐賀信之）　10

　Column 2　多職種（薬剤師）の視点から考える
　　　　　　　アディクション治療（杉沢　諭）　14

第2章　アディクション治療の変遷　　19

アディクション患者は大変？ ………………………………………………… 19

歯を食いしばるより楽しく笑顔で …………………………………………… 20

まず目指すは再使用の有無か，治療継続か
　：治療が継続されれば合格点 ……………………………………………… 22

昔の治療法との比較 …………………………………………………………… 23

底つき体験か，動機づけ面接か ……………………………………………… 25

早期発見・早期介入へ ………………………………………………………… 26

依存症か乱用か ………………………………………………………………… 28

依存症でなければ治療しない？ ……………………………………………… 28

ix

専門病院だけでみるべきか？
　併存障害と新しいアディクション ……………………………………… 29

断酒か節酒か ……………………………………………………………… 31

ハームリダクションという考え方 ……………………………………… 33

家族はイネーブラーか，社会資源か …………………………………… 35

まとめ ……………………………………………………………………… 36

> Column 3　導かれて⁉　私の依存症の方々との関わりについて
> （江島智子）　39

> Column 4　多職種（看護管理者）の視点から考える
> アディクション治療：完璧を求めすぎないことの
> 大切さについて（池田勝之）　45

第3章　当院での治療の必要性 | 47

当院の紹介 ………………………………………………………………… 47

回転ドア現象 ……………………………………………………………… 48

実際の当院でのアディクション合併率 ………………………………… 52

当時（プログラム開始前）のアディクション治療へのイメージ ……… 55

DARC 見学に ……………………………………………………………… 58

自分は管理的すぎていないか？ ………………………………………… 59

> Column 5　依存症プログラムで使用されるワークブックをツール
> として：ソーシャルワーカーとしての関わりから
> （近藤周康）　61

第4章　入院患者用プログラム作成 | 67

プログラムの基本方針 …………………………………………………… 67

入院して改善しても，退院して悪化するなら意味がない？ ………… 68

国立精神・神経医療研究センターのプログラムを見て ……………… 69

「昨日再使用した」と言われたら ………………………………………… 70

プログラムの作成 ……………………………………………………………… 71

外から呼び込まない ……………………………………………………………… 72

ワークブック化 ……………………………………………………………… 74

Column 6　依存症の通所施設から：連携の必要性（加藤みお子）　79

Column 7　なりたて精神科医のアディクション治療参加
（小野英里子）　81

第5章　入院プログラムを開始して　85

印象に残った患者たち ……………………………………………………………… 85

最初の参加者 ……………………………………………………………… 86

併存障害を診てくれる病院がない ……………………………………………………………… 87

「依存症」ではないけど断酒 ……………………………………………………………… 88

よくも悪くも予想外 ……………………………………………………………… 89

プログラムはいつから始めるか ……………………………………………………………… 90

何度も参加してもらう ……………………………………………………………… 91

ファシリテーターもやってもらう ……………………………………………………………… 93

やめたい意思は皆無 ……………………………………………………………… 94

失敗した体験 ……………………………………………………………… 95

危険ドラッグ ……………………………………………………………… 97

プログラム参加者の背景 ……………………………………………………………… 98

プログラムを受けなかった人との比較 ……………………………………………………………… 100

プログラムのスタッフへの影響 ……………………………………………………………… 102

Column 8　燃えつきないアディクション治療（根本ありす）　105

第6章	開始後の紆余曲折	109

対象患者を全病棟へ ……………………………………………………… 109

有志から病棟業務，病棟業務から病院業務へ ……………………… 111

物質依存のみでなく行動嗜癖も ……………………………………… 112

アディクションのスクリーニング ………………………………… 113

賞状・お菓子・拍手・自己紹介での頑張ったこと ……………… 115

自分がチームを離脱 …………………………………………………… 118

アルコールプライマリーケアパック ……………………………… 120

Column 9　スーパー救急病棟においてアディクション治療の
　　　　　　導入を経験して（横山佐知子）122

Column 10　特効「薬」がないアディクション治療における
　　　　　　薬剤師の可能性（中村純子）125

第7章	専門外来開始	129

プログラム参加後の転帰 ……………………………………………… 129

プログラム参加後の当院外来通院患者の予後 …………………… 131

強制入院下でも意味がある？ ………………………………………… 132

専門外来開始に当たって ……………………………………………… 135

専門外来の実際（初診）………………………………………………… 138

専門外来の実際（再診）………………………………………………… 140

入院加療について ……………………………………………………… 142

専門外来を開いて ……………………………………………………… 144

Column 11　精神科に入局して初めて触れた
　　　　　　アディクション治療（I.Y.）147

Column 12　アディクション治療と自己肯定感（山田浩樹）149

xii

第8章　外来で SMARPP 開始 {153}

専門外来パンク ……………………………………………………… 153

SMARPP 開始 ………………………………………………………… 154

病院外の関係には口を出さない ………………………………… 156

SMARPP 参加者の特徴 …………………………………………… 158

参加しやすい人，しにくい人 …………………………………… 160

SMARPP の効果 …………………………………………………… 161

　Column 13　アディクションプログラムとの関わりを通して
　　　　　　　（藤沢尚子）　164

第9章　アディクション治療を始めて {169}

先行く仲間 …………………………………………………………… 169

グループの考え方 …………………………………………………… 171

患者全員がピアサポーター ……………………………………… 172

多職種との関わり …………………………………………………… 174

スリップが症状なら，怠薬も症状では ………………………… 175

入院治療が管理的すぎないか？ ………………………………… 175

パーソナリティ障害や発達障害にも応用 ……………………… 176

動機づけ面接 ………………………………………………………… 177

　Column 14　烏山病院におけるアディクション治療の変遷
　　　　　　　（稲本淳子）　178

xiii

| 第10章 | Q&A集：アディクション治療の「？」に 答えます！ | 181 |

病棟や外来診療でヤクザから脅されたことはありますか？ ……… 181

外来に患者が禁止薬物を疑わせる白い粉を持ち込んだら
　　どうやって対処したらよいのですか？ ………………………… 182

アディクション患者は面倒ではないですか？ ……………………… 182

アディクション治療の魅力はどこにありますか？ ……………… 183

刑事ドラマでよくあるように"白い粉"は
　　舐めたら成分がわかるものですか？ …………………………… 184

患者から脅された時の対応はどうすればよいですか？ ………… 184

プログラムを立ち上げるときの障壁は何ですか？ ……………… 185

警察に通報するのはどんな時ですか？ ………………………………… 186

覚せい剤使用の患者には尿検査（トライエイジ）は
　　必要ですか？ ………………………………………………………… 187

あとがき ……………………………………………………………………… 189

● 執筆者一覧 ●

【本文執筆者】

常岡俊昭（昭和大学附属烏山病院／精神科医師）

【コラム執筆者】（五十音順）

池田　勝之（昭和大学附属烏山病院看護部／看護師）

稲本　淳子（昭和大学横浜市北部病院メンタルケアセンター／精神科医師）

I. Y.　　（昭和大学附属烏山病院／精神科医師）

江島　智子（昭和大学附属烏山病院／精神保健福祉士）

小野英里子（昭和大学附属烏山病院／精神科医師）

加藤みお子（アディクションリハビリテーションセンター「すとぉりぃ」／施設長）

近藤　周康（昭和大学横浜市北部病院／精神保健福祉士）

佐賀　信之（昭和大学附属烏山病院／精神科医師）

杉沢　　諭（昭和大学薬学部病院薬剤学講座／薬剤師）

中村　純子（駒木野病院／薬剤師）

根本ありす（昭和大学附属烏山病院／臨床心理士）

藤沢　尚子（昭和大学附属烏山病院／作業療法士）

山田　浩樹（昭和大学医学部精神医学講座／精神科医師）

横山佐知子（昭和大学附属烏山病院／精神科医師）

第 1 章

一般病院で行うアディクション治療
── 100点を目指さず 1 点を ──

▶ 私が精神科医になった理由

　皆さんが援助者になった理由はなんでしょう？　いろいろな経験や考えがあったのだろうと思います。では私はなぜ精神科医になりたかったのかを振り返ってみます。

　私の父親は眼科医でしたが，"医師になりたい"という気持ちはあまりありませんでした。むしろ高校時代は決められたレールに乗せられる気がして，なんとなく反発していました。転機は女友達から「私はリストカットをしている」と伝えられた時だった気がします。当時はドラマや漫画の中にリストカットという行為が出てくることはなく，高校生の私には「自傷」という行為が全く理解できませんでした。決してアピール的に騒ぐわけではなく，淡々と「止まらないんだよね～」と笑顔で言われて，通り一遍の「心配だ」「やめてほしい」などの言葉を伝えながら，ただただ"不思議だ"と感じていました。

　そこから一時期カウンセラーを志し，友人の親がカウンセラーであると聞き，会わせてもらいました。そこで「資格の問題で，すごくバカな精神科医から偉そうに言われて悔しいこと

があるから，まずは精神科医になりなさい。そのあと，精神科医を続けるかカウンセラーになるか選びなさい」とアドバイスされました（今考えると話したがりの自分には，カウンセラーなど最も向かない職業だったと思います。それも見越してのアドバイスだったのではないか？　と考えると，この方は私の人生の恩人です）。それで，志望を医学部に急旋回，そもそも身体疾患に興味がなく，"医学部ではなく精神医学部はないのか？"と探していたくらいなのに，6年後に突然臨床研修医制度が始まることになり，精神科医になるのは2年間延期となりました。思わず国を訴えようか（入学時には聞いていないから契約違反じゃないか‼）と，弁護士の友人に居酒屋で相談するも勝ち目がないことがわかり，泣く泣く研修制度への回り道を受け入れました。

　そんなこんなでようやく辿り着いた精神科医でしたが，何をしたくて精神科医になったのかは見失っていたように思います。Risperidone と olanzapine のどちらが効くかを調べたくてなったのか？　家族関係も生活も全くわからず，相手からも期待されず，5分で目の前を過ぎていく患者に延々と同じ薬を出し続けるのか？　そんな精神科医になりたかったわけではないはずなのですが……。

▶ アディクション患者と出会って

　そんな風に思っている中で，亜急性期病棟というスーパー救急において，3ヵ月以内に退院できない患者の後方病棟で勤務することになりました。亜急性期病棟では精神科退院後3ヵ月

以内の再入院患者も受け入れていたため，必然的に家族関係であったり生活面であったりと，病状以外にも問題がある患者を担当することが多くなりました。その中には，入院中に病状が落ち着いているように見えても，退院後にアルコールの問題から生活の乱れや怠薬によって再入院となる患者もいました。さらには，よく聞いてみると覚せい剤使用について話してくれる患者もポツポツと増えてきましたし，ある時期からは，危険ドラッグ（当時は脱法ハーブと呼ばれていました）の使用歴がある患者の割合が爆発的に増えました。

　精神科医は患者の病状だけを見るべきではなく，生活全体を支えるべきだと思います。とすれば，物質関連問題にも介入せざるを得ません。また，なんとなくですがアディクションには親和性を感じました。「やめたくてもやめられない，止めたいのに止められないってあるよな〜」と感じ，"何かしなくては"と焦燥感に駆られました。とは言っても，私が研修を受けた病院にはアディクション治療体制はなく，唯一研修医時代に上級医と診た症例では「あなたはアルコール依存です。自分で治療したくなったら専門病院に行くように！　当院は専門ではないので無理です」と，治療というよりは告知しただけでした……。"あの患者は今どうしているのだろうか？"と思うと胸が痛みます。

▶ 病院外での２つの出会い

　アディクション治療について興味を持ち始めて，チームを作ろうと思うに至るまで，いくつかの場所を見学しましたが，そ

こで受けた衝撃は自分の病院の中にいるだけでは一生感じられなかったことだと思います。

　1つは，精神保健福祉士（以下，PSW）に連れて行ってもらった薬物依存症専門クリニックが開いているミーティングでした。出席者のほとんどが落ち着きなく，次々とタバコの吸い殻の山ができていき，「火事ではないのか？」と思うほどの煙で空気が淀んでいて呼吸器科医が卒倒しそうな環境も衝撃的でしたが，ミーティングで彼らの話す内容にはそれ以上の驚きがありました。話の内容にまとまりがなく，話がどこにいくのか予測できないのですが，それでもどんどんと引き込まれ，漫画の中のような出来事が実体験として次々と飛び出してきて唖然としていると，次の人がまた違う小説の中のような出来事を話し始め……。1時間ちょっとだったと思いますが一瞬で終わってしまい，「この人たちはアナウンサーか政治家の集団か？」と衝撃を受けました（名前を連呼するだけの政治家はここに研修にくればいいのに……）。その後，何回か職場の有志を連れてナルコティクス・アノニマス（以下，NA）やアルコホーリクス・アノニマス（以下，AA）などに顔を出し，その話の多様性や引きつけ方，経験したからこそ出てくる言葉の影響力に魅了され続けました。同時に実体験を持った人の言葉の重みに比べて，私の発している言葉の軽さ，伝わらなさ，つまらなさを突きつけられた気がしました。

　もう1つは，PSWに紹介された国立精神・神経医療研究センターの松本俊彦先生との出会いでした。当時，治療の対象として考えていた患者の多くが併存疾患を抱えて医療保護入院中であったため，任意入院主体のアルコール専門病院ではなく，

医療観察法病棟で行われているという SMARPP[1] (Serigaya Methamphetamine Relapse Prevention Program：せりがや覚せい剤依存再発防止プログラム) に興味を持ち，見学に行きました。まず，目の前で見た援助者の姿が衝撃的でした。プログラムに来て「昨日の夜に薬物使ったよ，悪いかよ」と怒鳴る患者に対して普通はなんと答えるでしょうか？ 「なんで使ったの？」と問いただすのでしょうか？ 「治療する気あるの？」と責めるのでしょうか？ SMARPP では「昨日の夜に使ったら今日の朝も使いたかっただろう。それなのに薬を使わないで来てくれたのはプログラムを大切に思ってくれている証拠だ。よく来てくれた」と称賛していました。

　今まで私が診て，手探りで行ってきたアディクション治療とは全く逆の対応に唖然としました。考えてみると，指摘している「今朝は薬を使わなかったこと」「プログラムに来てくれたこと」は，すべて事実です。でも再使用したという事実のほうが大きすぎて，普通はその点には目がいかない気がします。本人も気がついていない本人のよい点を指摘し，気づかせ，自己肯定感を高めていくことは，アディクション治療に限らず，すべての精神疾患につながる考え方なのではないかと思います。

　そしてプログラムでは使用の有無だけにとらわれずに，みんなが生活について話し合い，他の人の意見に肯定的にコメントし，その中には医師も看護師もいました。「昔は患者と対決しなくちゃいけなくて自分たちもつらかった。今はそうではなくて一緒にやっていける」という言葉を聞いて，どういう精神科医になりたかったのか，ということを思い出しました。

　この2つの体験から，私はどんどんとアディクションの世界

に引き込まれ，溺れていきました。

▶ 「よかったよ」と言ってくれる患者

　アディクション治療プログラムの立ち上げやプログラム開始以降の詳細については第4章以降で述べますが，自分たちでアディクション治療プログラムを立ち上げて，少し行ってみると，物珍しさもあってか，様々なコメディカルが学生の実習として見学・参加してくれました。多職種で運営したため，チーム医療の実践としての側面もあったと思います。病棟では主治医や担当看護師に対してずっとブスっとした表情で否認して怒っている患者が，プログラム中にはお菓子を食べて笑いながら，「ちょっと酒を飲みすぎたのはあるかな〜」「やっぱりやめなきゃいけないのかな〜，いやだな〜」などと話している姿は大きな衝撃を与えてくれました。

　このようなプログラムを閉鎖環境で強制入院中の患者に行うこと，特にアディクションに特化していない病棟で他の患者の治療と同時に行うことについては，諸先輩方から多数のご意見・ご批判をいただきました。中には学会発表中に「お前は何回自助グループに行ったことがあるんだ。その程度で何も話すな！」と凄まれたこともありましたし，「強制入院下での治療なんて無駄だ」「すべて指標も取っていないので効果は判定できない」「そもそもアディクション治療できる状態なら任意入院に切り替えろ」などなど，フラッシュバックが起こりそうなぐらい，多くのご意見をいただいた時代もありました。

　しかし，同じくらいかそれ以上の割合で「一般病院でも，少

しでもやってもらえるなら嬉しい」「協力するから続けてくれ」との激励もいただきました。そういえば最近は学会でもあまりバッシングされません。少しずつでも続けていたからでしょうか？　言っても無駄だと思われたからでしょうか？　アディクションの治療の多様化が認められるようになり，「そういうやり方もありか」と感じている人が増えたのかもしれません。

　また，実際にプログラムに出席して卒業した患者と，当院の外来や作業所でメッセージスタッフ（病院や施設などに来て，自身の体験や自分が属している自助グループなどについて伝えてくれる当事者）として再会すると，「僕はプログラムに入れられてよかったよ。最初抵抗したけど（笑）」と言ってくれることも少なくありませんでした。プログラム初期の参加者で何度も入院中にスリップ（アルコールや薬物など，依存対象の再使用）し，家族からも「一生入院していろ！」と怒鳴られていた人が，3年後にメッセージスタッフとして来てくれた時の感動は，"諦めなければいいことがある" "慢性疾患と長く関われるってなんて楽しいんだろう！" と精神科医の魅力を再確認させてくれました。これが継続のための一番の推進力になっているのかもしれません。

▶ 100点でなく，1点でもよい

　当院のプログラムは経験も少ないスタッフが手探りで作ったものです。当時，併存性障害の専門家や一般急性期病棟での医療保護入院下におけるアルコール依存症の治療などについての専門家は多くなく，自分たちで調べて考えるしかありませんで

した。専門病棟や専門病院で長年にわたってアディクション治療に従事している人たちをプロ野球選手とすれば，私たちの試みは高校で野球部を作った程度なのかもしれません。しかし，野球のレベルが底上げされるためには競技人口が増えることが必要です。プロ野球選手になりたい人，最低限の体力作りで野球をする人，見るだけの人，いろいろなニーズがあり，そのニーズにこたえているからこそ国民的スポーツとしての地位を築いているのだと思います。

いろいろな治療も同じで，専門病院での治療が必要な人，専門病院には抵抗がある人，たまたまうつ病や統合失調症などの内因性疾患で入院になった時にしか治療と関われない人などなど，多くのニーズに少しでも対応できるよう，少しでも多くの場所でそれぞれのアディクション治療プログラムが行われるべきではないかと思っています。

どんな疾患においても最高の医療を提供するためには，ある程度専門性を絞る必要があるでしょう。しかし，自分の専門の治療だけしかできない医師ではなく，専門性を持ちながらも最低限の知識を広く持つ医師が世の中から望まれていることは，私が恨んだ臨床研修医制度（2年かけて多くの科を回って浅く広い最低限の知識を身につける）が継続していることからも明らかです。薬物依存をはじめとしたアディクション治療も，精神科医ならば最低限の知識は必要とされる時代になっていると思います。

大変なものを大きな努力で作るのではなく，簡単な最低限のものを，仲のよい少人数で楽しみながら作る。その程度の気楽

な感覚で，多くの病院がそれぞれのニーズや社会資源，マンパワーを考慮したプログラムや介入法を作成してみんなで見せ合えれば，それがアディクション治療の底上げになると確信しています。

100点満点なんて目指していません。でも最初から白旗を上げるのも癪です。0点から1点への小さな変化，それでも楽しい思いができるスタッフ・患者がたくさんいるのではないかなと思っています。

Column 1

アディクションとその対応を知り，診療に広がりを，心にゆとりを

佐賀信之

（昭和大学附属烏山病院／精神科医師6年目）

　臨床を続けていると，時として自分にとって経験が薄い，あるいは専門外であるような疾患に出会うことがあります。アディクションというのは，かなり多くの医師にとって，そのような疾患ではないかと思います。ファーストタッチとして，禁忌になるべき行動は避け，初療として最低限なすべきことをなし，対応のできる医療機関などにつなげていく。それができれば，おそらく満点と言ったところでしょうか。

　しかしながら，「専門ではありませんから，どうぞ別の病院様を受診ください」を繰り返したとしても，その医師にも患者にも，明るい晴れやかな日は来ません。実体験ですが，正常は

2ケタであるγ-GTPの数値が4ケタに届きそうな肝機能障害，栄養失調，重症貧血を伴うアルコール依存症の人が，治療指示に従わないとして内科から診療拒否された上で紹介され，それを「専門外です」とさらにどこかに紹介するという患者たらい回しをした嫌な思い出があります（これは烏山病院の話ではありません）。

　また，精神疾患は複数の病態や症候が絡み合っていることが多いですから，「うつです」と言って来院した初診患者が，実はアディクションの問題を抱えていることも当然あるわけです。このような患者には，どうしたらよいのでしょう。アディクションの自覚のない患者に専門病

院を紹介するわけにもいかず，アディクションの匂いのする言葉は聞こえなかったふりをして，適当に SSRI（選択的セロトニン再取り込み阻害薬）と眠剤を処方して終わりなのでしょうか。「うつ病，治りませんね〜，困りましたね〜」と患者に愚痴をこぼし，いつかその患者が目の前の藪医者に愛想をつかす日まで同じことを繰り返すのでしょうか。そんな仕事なら，ヤケ酒でもかっ喰らわなければやっていけません。

自分でもアディクションの治療ができれば，それに越したことはありません。今から十数年前の学生時代になるでしょうか。専門病院・専門病棟のフル体制を見学したことがあるのですが，すごいなと思っただけで，自分ではできる気がしませんでした。ある意味，患者を追い込むスパルタ式に見えました。底つき体験や，家族は患者との関わりを絶つなどの厳しい言葉。支援すべき患者と，あたかも敵対関係のような厳しさを持たねばならないというのは，患者にとっても大変でしょうが，そのアンビバレント（相反する感情や態度

を同時に示すこと）な不調和に自分自身がダメージを受けてしまいます。治療のために多くの苦労をなされていた先人たちには大変失礼な物言いになってしまいましたが，おそらく自分のキャラクターに合っていなかったのだろうと思います。

それが今ではどうしたことでしょう。「治療継続こそが大事」「断酒でなくとも，節酒で OK」「死ななければやめられる日がくる」「変わりたい気持ちを支援する」「イネーブラーとして家族を分断させなくてもよい」「患者に寄り添い，共にゴールを考える」……耳を疑います。そしてそれらに治療効果があることがエビデンスとしても支持されています。時代は変わったのかもしれません。

そして，治療サイドにとっても，治療のハードルがぐんと下がった気がしました。「気持ちを支援する」なんて，精神科医なら誰でも行っている支持的精神療法ではありませんか。もちろん，"アディクション治療なぞ容易い"と軽んじるわけではありませんが，私たち一般精神

科医にとって，日常診療の延長線上にアディクション診療があるという気にさせてくれます。

　当院のアディクション治療プログラムは，SMARPP を元に，認知行動療法と動機づけ面接の仕組みで構成されており，具体的スキルの取得と，回復をなした当事者との対話やつながりも実現できるようになっています。専用のワークブックがあり，それに沿って進行するので，患者にとっても学習しやすく，治療者にとっても運用しやすいものとなっています。大学附属病院ということで教育的意味合いもあるのですが，実際に1年目専修医やコメディカルなど，高度なアディクション治療の経験があるとは限らないスタッフが交代で司会を行っています。そして，本書の著者である常岡医師はスーパーバイザーのような立ち位置で全体の和やかなムードを作り，新米治療者に対して接遇や動機づけ面接技法のお手本となってくれています。

　「動機づけ面接」というと知らない人には難しく聞こえますが，治療者はアディクションによる問題についてその善悪を断罪したり直面化したりせず，患者と協同的・共感的に振舞うことで，患者自身の気づきや自律性を引き出していく方法です。従来の治療法を知る人の中には厳しさが足りないと感じる人もいるかもしれませんが，患者を行動変容に導くエビデンスのあるものです。私も参加して思ったのですが，このやり方であれば患者の多くは皆笑顔でいられるので，治療者もストレスにならず，患者・治療者の双方によいことずくめのように思われました。

　さて，本書をお読みの人は，ある程度アディクションに興味や問題意識のある人たちと思われます。そして，もしかしたら，患者がいても知識や経験がなくて介入できず，忸怩たる思いや1人で対応しなくてはいけない孤軍奮戦の孤独さを感じているかもしれません。本書には，常岡医師が，どんな規模で仲間を集め，どんなことを用心し，どんな患者を集め，どんな風に接したかのリアルな体験が書かれています。常岡医師の疑問や迷

い，発見や驚き，喜びも伝わってきます。極端な話，この体験を上手に踏襲すれば，読者の先生方の治療施設にアディクションの治療体制が作れてしまうかもしれません。常岡医師のプログラムは集団療法ですが，そのエッセンスを盗めば，集団療法ばかりでなく個別の治療に対してもアディクション対応を組み込んでいくことができるかもし

れません。

　もはや「自施設に治療体制がないので何もできない」と，自分に言い訳をする必要もなくなったのかもしれません。一般精神科の普通の医師やスタッフが，たまたま出会ったアディクションの問題を抱える患者と共に歩む，そういうことができる時代になったのかと思います。

Column 2

多職種（薬剤師）の視点から考える
アディクション治療

杉沢　諭

（昭和大学薬学部病院薬剤学講座／薬剤師）

常岡医師はよく飲み屋でこんなことを言っています。

「俺は一人の医師として○○先生には勝てない。でもみんなで作ったチームならもっとよい医療を提供することができる」

確かにそう思うことがあります。どんなに優秀な医師がいたとしても，提供できる医療には限界があります。依存症患者は，治療が必要なアルコール依存症患者が約109万人，薬物依存症者は約10万人，ギャンブル依存症が約320万人いるとの推定がなされていますが，専門病院は約130施設ほどだけです。患者に提供できる医療の質としては，専門病院に勝ることはできないかもしれません。でも，地域に根づいたアディクション治療を

提供できれば，わざわざ遠くの専門病院に行かなくても地域のチーム医療としてDARCやAAなどと協力して，多くの患者の回復を支援することができるはずです。

私は約10年間精神科医療に従事してきました。本編でも触れられているように，新しい何かを立ち上げるときの抵抗は必ずあります。だからこそ立ち上げから多職種でチームを組むべきだと考えます。少人数の有志でよいのです。最初はうまくいかないこともあります。そんなものです。だからこそ多職種でモチベーションを互いに高め合い，続けることに意味があります。患者がよくなることに対して否

定的な感情を持つ医療者はいません。1人の治療成功を目指せばよいのです。

少し脱線しますが，2015年に発売されたAKB48の7枚目アルバムのタイトル「0と1の間」の意味に奥深さを感じています。数学的に考えても0と1の間には大きな隔たりがあります。それ故に「0」は怖いのです。この先何があるかわかりませんし，1に辿り着けないかもしれません。講演会に参加するだけでもよいですし，本書を購読している時点で「0」からは脱しているのではないでしょうか。0.1でも0.0001でもよいのです。「0」を脱することに意味があります。「1」がわかると，そこから先の恐怖や抵抗は驚くほど小さくなります。たまに「1」の時に受ける衝撃が大きすぎるときもあります。そのときは「2」に挑戦してみましょう。案外衝撃は少ないものなのです。

最初の1人の治療成功があれば，2人目，3人目と継続することができます。当初は非協力的であったスタッフも興味を持つようになります。このようにチームの輪を徐々に大きくしていくと回復する患者の数が増え，協力的なスタッフも増えていきます。重要なのは最初からチームを立ち上げ，多職種がそれぞれの専門的な視点で，点や線ではなく面で患者と関わるべきだと考えます。1つの医療圏にアディクション治療ができる病院やクリニックはどのくらいあるでしょうか。公表されていない医療機関を含めても現状では十分ではない，と思います。

松本らの調査[2]によると，薬物依存症患者の使用する主たる薬物は，1位が覚せい剤，2位が処方薬（抗不安薬，睡眠薬），3位が揮発性溶剤でした。処方薬の依存症が最近では問題となってきており，2014年と2018年の診療報酬においても減薬の方針となっています。日本では向精神薬の減量について，どのような取り組みを行っているのでしょうか。処方薬依存の自助グループ（MDAA：Medica Drug Addiction Anonymous）は全国に数ヵ所しかありません。若かりし頃の私は，薬を減薬するた

めに睡眠薬・抗不安薬のリスクを説明し，処方整理をし，ある意味患者が薬を飲めない状況を作り出し，不眠の恐怖を与えていたのだと思います。

依存症プログラムに参加するようになってからは，動機づけ面接法を意識して日常の業務においても服薬指導ができるようになってきました。当院では，依存症プログラム参加患者は外来に移行しても院内での調剤を希望する患者も多く，入院から外来まで継続してフォローすることができています。

「先生，今週は頓服の眠剤を1回も使わなかったよ」

「先週は友達と旅行に行ったからお酒飲んじゃった」

これらの患者に対しても支持的に接するよう心がけています。よいことは褒め，悪いことは責めない。医療者として適切ではないかもしれませんが，「また来週教えてください」と指導の最後に締めくくることがあります。患者とのつながりが不安や孤独を軽減させ，少しでも再使用や飲酒を防ぐための錨（いかり）となればよいのです。

当院は大学附属の病院であり，薬学部の学生（5〜6年生）や薬剤師レジデント，大学院生まで年間を通じて実習や研修に来ています。チーム医療教育の一環として，これらの学生・薬剤師には積極的に治療プログラムへ参加するよう促しています。特に薬学生は初回のプログラム参加前は，どんな人が来るのだろう，どんな体験談を話すのだろう，と皆不安で緊張しています。しかし，1時間後には参加している患者とある程度コミュニケーションをとれるようになり，表情のこわばりも和らいでいます。これも「0」と「1」の間の距離です。正式なアンケートをしているわけではありませんが，プログラムに参加した学生や薬剤師ではアディクションに対する偏見・スティグマ（ネガティブなレッテル）は低下しているように感じられます。彼らが卒業後・研修終了後に，就職先でアディクション治療に関われるよう期待しています。

2011年には薬剤師に自殺予防のゲートキーパーとしての役割が課されました。患者に気づき，声かけ・相談をし，かかりつけ

医や相談機関等に紹介するという点において，アディクション治療と類似する点が多くあります。再飲酒や再使用しやすい状況であるHALT（H：Hungry, A：Angry, L：Lonely, T：Tired）に気づき，回避する方法を共有することで地域の薬剤師としてアディクション治療に協力できるでしょう。アメリカのRCT（ランダム化比較試験）では薬物事犯者をドラッグ・コートによる治療を義務づける群（処罰ではなくケアを提供すること）のほうが，通常の処遇群（いわゆる刑務所）に比べて，２年間の再逮捕率が低いというエビデンスがあります[3]。つまり，アディクションの患者を地域でケアするためには，どのようなプログラムを含む治療が提供されているのかを薬剤師も知るべき

であると考えます。プログラムの参加が厳しければアディクションの講演を聞くことだけでも推奨します。希望すれば専門施設の見学も可能ですし，プログラムに参加してみてもよいです。少なくとも，当院がこれから一緒にアディクション治療をしようとしている患者や医療者の見学を断ることは，おそらくありません。

　何事においても最初の一歩を踏み出すことは大変かもしれません。しかし，同じ医療機関の薬剤師の，そして地域の薬剤師からのアディクション治療の協力要請を断る施設はないと信じています。アディクション患者を地域でケアするために，最初の一歩を踏み出してみましょう。

第 2 章

19

アディクション治療の変遷

▶ | **アディクション患者は大変？**

　アディクション治療は，ここ10年で大きな変革を迎えたようです。「ようです」と言うのは私自身は過去のアディクション治療にほとんど関わったことがなく，アディクション専門病院や専門病棟での勤務経験もなく，過去の治療法をよく知らないからです。実は私が昭和大学に入局した時点では，烏山病院にアルコール依存症専門病棟がありましたが，それも私が烏山病院に異動になるのと同時に閉鎖されてしまいました。いろいろな理由があったようですが，やりたい医師がいない，というのも一因だったようです。

　そんな中ですから，アディクション治療について上司から聞こえてくるのは，「警察トラブルや"そちらの筋"の人たちの対応で面倒だ」「病棟に酒を持ち込んで酒盛りして大変」「みんな嘘をつく」「裏切られる」「患者に夜道は気をつけろと言われた」などなど，全くよい印象がありませんでした。そのため，上司の「依存症は専門病棟や専門病院でなくては診られない」という言葉をそのまま信じていました。これは上司への信頼で

はなく妄信ですね……。今でも学会会場などで，「アディク
ション治療なんてよくやってるね〜，大変でしょう」と言われ
ることがあるので，決して当院だけがおかしかったのではなく，
日本の精神科病院全体がそう思っていたのだろうと思います。

　さて，では実際に一般病棟でアディクション治療をやってみ
たところで，どうだったかというと……。
　先日の学会で「アディクション患者にはスタッフが脅された
り，凄みを利かせられたりして大変な思いをしてきたので，ど
うしても陰性感情を持ってしまう。先生たちはどうやってその
陰性感情を乗り越えているのですか？」と質問されました。よ
くある質問なのですが，結構困ります。まだアディクション外
来を開いて経験が浅いからかもしれませんが，脅されたり凄み
を利かせられたりした経験がないからです。これは当院が依存
症専門病院ではなく，アディクションを診ているということが
大きく広まっていないからかもしれません。ただ当院に来院し
てくる患者の多くは「何とかしてくれ」と言う人が多く，入院
中に退院の時期や退院後の治療頻度などで意見が食い違ってカ
ンファレンスを開くことはあっても，攻撃的に責められた経験
はあまりありません。これはアディクション外来にやってくる
患者自身の素養も 10 年前と大きく変化しているからかもしれ
ません。

▶ 歯を食いしばるより楽しく笑顔で

　私たちが初めて触れたアディクション治療は SMARPP でし

た。国立精神・神経医療研究センターに研修に行き，多くの講演を聞いて“治療継続率こそが大切”と勉強しました。私たちは，「死なずにつながっていてさえくれれば，いつかはやめられる日が来る。その日まで一緒に付き合えばよい」と私たちなりに理解しました。これはパーソナリティ障害の成長を安全に見守るという思考と似ていたので，チーム内でも受け入れやすく，わかりやすい指標となりました。

　そしてその後に過去のアディクション治療について勉強したり，過去にアルコール病棟で勤務経験のある PSW や看護師たちから「昔はこうだった」と聞いたりする内容は驚きの連続でした。成瀬暢也先生が「アルコール依存症治療革命」[4] と題して本を書かれていますが，革命という言葉が今までの社会常識を根本から覆すことだとしたら，まさに革命と言われるような，正しいと言われていたことがバカらしいと言われる，間違っていると言われていたことが正解になるという，第二次世界大戦前後の日本の価値観の変化ぐらいのことなのだろうと思います。逆に考えると，前のやり方を習っていると，最近のやり方を理解するのには時間がかかるだろう，とも思います。実際にプログラム作成中のチーム内でも，過去にアディクション治療経験を持つスタッフと持たないスタッフでは，目指すものは同じでも最初の立ち位置は少し違っていた気がします。どちらがよいのかを一概に決めることはできませんが，最近のやり方のほうがスタッフは行っていて楽しいのかなと思います。

　「歯を食いしばって仕事にすべてを捧げる」やり方よりも，「楽しく笑いながらやっていこう」という考えのほうが受け入

れやすいのは世代的な流れもあるかもしれません。

▶ まず目指すは再使用の有無か,治療継続か:治療が継続されれば合格点

最も治療を変え,治療者にとってアディクション治療を楽しくさせたのは,「再使用の有無よりも治療継続を重視する」という変化ではないかと思います。アディクションをしっかりと勉強する前に,私の外来に迷い込んでしまった依存症患者が何名かいました。その人たちに対して私が行っていたことは,常にスリップの有無の確認でした。そしてスリップがなければ褒めて,スリップ時は本人になぜスリップしてしまったのかの原因を問い続けることでした。特にスリップ時は,患者にとっても私にとっても楽しい時間ではありませんでした。よく通院を続けてくれていたな,と当時の患者のみなさんには感謝しています。

最近ではSMARPPが治療継続を重視しているなど,来院して治療につながり続けてくれていることを最優先にしています。そのため,スリップしたとしてもそれを責めることはなく,「言いにくかっただろうによく話してくれた」「来るの嫌だっただろうによく来てくれた」と返すようにしています。中にはスリップしていることが明白であっても,本人が「していない」と言えばいつか話してくれる日が来るかなと考えて,強く追及せずに「困ったことや使いたくなったら(飲みたくなったら)早めに教えてね」と言って,その日の治療が終わることもあります。もちろん原因や対策についても話し合うのですが,"来ただけで十分80点""+αもやれる分だけやっていこう"とい

うスタンスにしています。

　この対応の一番のメリットは，援助者がイライラせずに済むことです。なにせ，外来で診察できている時点で合格点ですから，外来には合格点の患者しか来ないわけです。当然援助側も，不合格の患者を怒ることより，合格点の患者をより伸ばそうとするほうが楽しいわけです。援助者が悲観的でいるよりも楽観的でいるほうが治療成績がよいと言われることがありますが，楽しい気分のほうが楽観的になれるのは，医師も援助者も人間ですから当然のことです。

▶ 昔の治療法との比較

　過去の覚せい剤依存症患者への治療の中には，「『毎週一回外来に通院し，その都度，自分自身の尿を提出する。尿中覚せい剤の検出キットを使って本人の眼前で検査し，もし尿中に覚せい剤反応が陽性と出た場合はその尿を持って警察に自首をする』という条件を提示し署名捺印によって治療が成立する」としていたやり方もあったようです。

　実際にこのやり方で治る人もいるのでしょうし，このやり方のほうが合っているという人もいるのだとは思います。しかし，想像してみてください。薬物を使用して開き直っている患者はそもそも使った後は来院しないでしょう。とすると，薬物を使った上で来院する患者は薬物を使ったことに自責的になっていたり，追い詰められていたりして「何とかしてくれ」と助けを求めて来ているのではないかと思います。それでも自首することを約束していれば守らなくてはいけないでしょう。非常に

頑張って治療してきて，信頼関係も構築され，患者の生活の変化を楽しく聞いていた時に，1回陽性反応が出たから警察に自首してね，とはどんな顔をして言えばよいのでしょうか……。お互いに泣きながら「約束だからね」と伝えるのでしょうか？悲壮感溢れる覚悟が，昔のスポーツ根性漫画と被ってきてしまいます……。

　そもそも，自首するなら病院に来る前に自分で自首すればよい気もします。また，スリップしてしまった人の全員が納得してくれるものなのでしょうか？　たとえ事前に契約していたとしても，

「約束だから自首してね」

「ふざけるな，これは検査のミスだろ！」

「え，だって一緒に検査したじゃない」

「知るか！　おれは使っていない！　そもそも金払って外来来ているのになんでお前は治療できないんだ！　おまえのせいじゃないか！　金銭泥棒！　もう二度と来るか！」

と怒号が飛び交う姿が目に浮かびます。数例でもこういう事例が続けば，医師も外来スタッフも「アディクションって怖い，面倒，約束を守らない」と感じて拒否的になってしまうでしょうし，拒否的になればなるほど，患者自身を反応させてしまう気がします。

　当院のアディクション外来では，特別な研究などを除いて原則的には尿検査は行っていません。本人に依存対象の使用や欲求の有無について，手帳にシールを貼ってきてもらい自己申告をお願いしますが，本当は違うだろうな～と思っても強く追及

していません。前述のアディクション治療を勉強する前から通ってくれている患者から「最近はお酒について聞かないですね〜。前は毎回その話だけだったのに」と笑われました。援助者と患者の両者の負担になるのではなく，楽しく継続できるゴール設定が可能となりました。

底つき体験か，動機づけ面接か

「底つき体験」という言葉があります。依存症者が，自分自身で「もうだめだ。今の生活を変えなくてはいけない」と思うためには生活が底をつかなくてはいけない。断酒・断薬の気持ちを持てないのは，底をついていないから「まだ大丈夫」と思うのであって，自身で目を背けられないくらいどうしようもない状態になって，自分から治療を受けるような気持ちになるまで，周囲は本人の尻拭いをせずに医療も介入しない，というものです。患者自身が"しっかりと治療したい"という意思を持って受診する人のみが治療対象とされ，患者の「治療を受けない権利」を保障しているようにも思えますが，早期発見・早期介入の医療の流れからは完全に逆方向へ進んでいます。

アディクション専門病院ではない一般精神科救急の中にいて，希死念慮や幻覚妄想状態にアディクションが一部関与している状態で入院してくる患者が主な対象であった時に，「底つき体験」についての話は全く理解できませんでした。なにせ会う患者のほとんどが，私の感覚ではもう十分に底をついているからです。警察に連れられて保護室に強制入院させられて点滴，バルーン，拘束，家族から絶縁されるなどなど……。それでも，

自分から継続的に専門治療にかかりたいと希望する人は一部でした。これ以上底をつかせたら死ぬんじゃないかと思う人も多くいました。また，統合失調症やうつ病などを合併していて，アルコールや薬をやめたところで判断能力はすぐには戻らないのではないかと思う人も多く見ました。中にはアルコールや薬で現実逃避しているからこそ生きていられるわけで，しっかりとした判断能力が戻ったら現実に絶望して病院に来る前に自殺してしまうのではないかと思う人もいました。それでも「底つき体験」伝説は精神科医療者の中に強くはびこっていた気がします。

　その中で最近は底つき体験にはしっかりとした根拠はないことが指摘され，患者自身の中にある，変わりたいという気持ちを増幅させる「動機づけ面接」[5]が脚光を浴びています。患者の中には現状を変えたい自分と，変えたくない自分がいることを認めて，その中で変えたいと思う気持ちを援助していくやり方です。否認の病であるアディクションに対して正面から否認を打破することは，お互いに多くのエネルギーを使います。否認を避け，白か黒かの二元論ではなく，共感しながら時間をかけて治療を継続していくうちに治療に前向きになってもらうこのやり方は，アディクション治療に大きな変革をもたらしています。

▶ | **早期発見・早期介入へ**

　変革の一つは対象患者です。底つき体験者は治療への結びつきが弱いわけで，最重症化した患者である場合が多くあります。

また，家族や仕事などの社会的背景も失っている場合が多く，たとえ本人が治療意欲を強く持っていても，そもそも治療の開始から不利なスタートになります。0点からのスタートではなく，マイナスからのスタートなのです。動機づけ面接で早期発見・早期治療を行うと，アディクション治療の対象者は非常に多くなります。その中には非常に軽症で，簡単な介入だけで断酒・断薬が可能な患者も含まれることになります。社会資源や家族の援助が得られる状態で早期から治療開始できれば当然転帰もよくなり，転帰がよい患者を診ることは援助者を前向きに，そして楽観的にすることができます。

　一方で，底つき体験の考え方は「まだ底をついていないから」「患者自身に治療意欲がないから」と治療がうまくいかない責任を患者に負わせることが可能でした。新しい治療では患者の中にある変わりたい気持ち，つまり治療意欲を引き出すこと自体が治療の責任となっています。では治療意欲を最も引き出しやすい時はいつでしょうか？　内因性疾患の悪化や急性期症状，もしくは身体疾患で入院中であれば，物質の使用がなく，時間もあるために患者としっかりと向き合い，治療意欲を刺激する最もよい機会かもしれません。アディクションは決して珍しい病態ではありません。治療が必要なアルコール使用障害患者だけで約100万人，経済的損失は4兆円に上る[6]との試算もあります。「まだ大丈夫」「患者が希望しないから」ではなく，いろいろな治療の選択肢があることを積極的に伝えていく必要があります。

依存症か乱用か

　否認の病である依存症患者に，自身を依存症であると認めさせることは非常に困難でした。「あなたは依存症です。すぐに飲酒／薬物の使用をやめてください。1回でも使ってはいけません」という説明に納得して実践してくれた人たちもいましたが，今考えればそれは乱用者ではあっても依存症者ではなかった気がします。多くの依存症者は「私は○○さんとは違うから」「診断基準のこの点があてはまらないから」などなど，自身が依存症ではない理由をいくつも挙げてくれます。これを一つずつ論破していくことは非常に疲れる割に，利益があまり大きくない印象があります。そもそも「依存症ではない」という結論が決まっていて，その後づけで出してきている理論をいくら論破しても結論は変わらないのです。あまり好きではない異性から告白されて断るときに，いくら断る理由を論破されても，「じゃあ付き合いましょう」とは言いません。「とにかく嫌です！」とむしろどんどん嫌いになっていくでしょう。

依存症でなければ治療しない？

　さらには，「依存症」でなければ治療しなくてよいのか？という問題があります。たとえ依存症の診断基準を満たさなくても，明らかな有害使用であれば私たちは断酒・断薬を勧めます。とすると，依存症だと認めさせることにどの程度の意味があるのでしょうか？

　近年，アメリカの精神疾患の診断基準であるDSM-5では「依

存」と「乱用」の区別がなくなり，「使用障害」と一つになりました[7]。これには様々な賛否両論がありますが，少なくともアディクション専門ではない援助者にとっては朗報だと思います。「依存症」と「使用障害」では患者の受け入れは大分違います。

「あなたは依存症ですから治療を開始します」と言うのと，「アルコール／薬物との付き合い方がうまくいっていないので考えてみましょう」と言うのでは受け入れられる率に違いが出てきます。依存か否かを議論することなく，有害使用だから使わないことを目指していく治療法は，アディクション治療からまた一つ嫌な面を取り除き，楽に，楽しくしてくれています。

▶ 専門病院だけでみるべきか？ 併存障害と新しいアディクション

アディクション治療の基本を「底つき体験」から「動機づけ面接」に変更すると，精神科救急に入院してくる患者でアルコールや薬物の問題がある人に介入しない理由がなくなってしまいます。また，依存症・乱用の区別をなくしたことで，「依存症レベルかどうかがわからないので介入しない」という言い訳も使えなくなります。そもそもがアディクション問題では，内因性疾患に合併しやすいことやその治療が難しいことは昔から指摘されています。また，精神科救急の患者の中にアディクション問題を内包している患者は意外と多いものの，見逃されているのではとの指摘もあります。松本らは，医療観察法の対象患者における物質使用障害の併存は34％であり，そのうち40％は鑑定において看過されていると報告していますし[8]，平成

27年度に当院に入院した患者676名の退院サマリーのうち，アディクション問題について言及されているものは約19%に及びました[9]。各主治医が把握している患者だけで19%ですから，実際はもっと多いことが予測されます。

併存障害の治療は，どちらかを治療してからもう片方ではなく，両者を同時に，可能であれば同じ医療者が行うことがよい結果を生むと言われています[10]。そうすると，アディクション専門病院が精神科救急を受けてくれるか，精神科救急病院がアディクションも最低限は診ていくかのどちらかしか選択肢はありません。

ところで，アディクション外来を開いてホームページに載せようとしたときに，思ってもいなかった問題にぶちあたりました。「アディクション治療の対象はどこまでなのか？」というものでした。アルコールや薬物を全体として考えていましたが，最近はいろいろなアディクションが指摘されています。薬物も昔は覚せい剤やシンナーが中心でしたが，外来を開く時点では危険ドラッグが氾濫していました。また，処方薬依存が社会問題となっていました。これらは最初から対象とするつもりだったのですが，ギャンブル[11]，インターネットゲーム[12]に加えて窃盗[13]や性行動[14]などもアディクションの一つとしてみる動きも出てきています。自傷行為もアディクションと言えなくもないかもしれません[15]。また，実際に初診の問い合わせに対応する部署からは，アルコール問題はどこからがアディクション外来の対象になるのか（有害使用や飲酒相談も適応なのか）と確認されました。結局，「すべて1回来てもらって外来で相談

する」としましたが，これだけアディクションの対象が増え，治療対象者が増えてしまっては，現在ある専門病院だけですべてを受け止めるのは無理だろうと実感しました。新たなアディクションに対応している専門病院に，さらにアディクションも絡んでいる内因性疾患があれば緊急入院なども対応しろ，と求めるのは非現実的だろうと思います。

　そうすると精神科救急病院において最低限のアディクション治療を行う必要が出てきているのだと思います。実際に私たちが2015年に東京都の措置入院指定病院25病院について施行した調査では，92％の病院が「アディクションへの取り組みが必要」としていました[16]。

▶ 断酒か節酒か

　アルコール依存の治療は長く，断酒のみをゴールとしてきました。一方で，最近になって節酒についての議論が脚光を浴びています[17]。断酒と節酒では，断酒のほうが安全で無難なゴールであることは現在も変わっていません。一方，前述のように最初から「断酒します！」「自助グループや専門外来に通います！」という患者の割合はかなり低いと思います。「飲み方の問題だ。外では飲まないようにする」「今後，日本酒はやめてビールだけにする」「1升飲んでいたから飲みすぎだった。今後は3合にする」など，医療者としては納得しかねる意見を述べる人が多い気がします。このときにどう応えるかを考えてみてください。「断酒じゃなきゃダメだよ！　どうせ減らせるわけないんだから，節酒なんて意味ないから！　また同じ状態に

なるに決まっているんだから！」と頭ごなしに話して，「そうか～，じゃあ断酒しよう！」と素直に納得した患者はかなり稀です。

　そもそもなぜ患者は，医療的にはどう考えても断酒が必要な状態でも断酒を希望しないのでしょうか？　この原因の一つには情報不足も挙げられるのではないかと思っています。依存物質の害についての情報ではありません。依存症が病気であり，治療法があるものだということについての情報です。さらには，実際にアルコール依存から回復して自身の道を歩き続けている回復者たちが実在するという情報です。

　「アルコール依存」と聞くと，どのような印象を持つでしょうか？　自分はまだ手が震えていないから大丈夫，量が○○さんより少ないから大丈夫，肝臓悪くないから大丈夫……。何かしらイメージとは違う点を探して，自分は違うと考えるのは自然な反応かもしれません。なにせ日本における依存症のイメージは「悲惨」「だらしない」であって，病気であることや治療方法に関するイメージは全くなく，診断されてしまったら終わりという印象があります。まずは飲酒問題がある患者に，病気であること，治療法があること，回復することで生活が楽になる可能性があることなどの情報を提供していく必要があり，そのためには入院中も入院後も治療を継続してもらう必要があります。

　そもそも「節酒はいけないのか？」と考えてみると，多くの教科書では「アルコール依存は断酒でなくてはいけない」と書かれています。国家試験で「アルコール依存の患者に節酒を勧める」は×でした。ただ実際にはどうなのでしょうか？　考え

てみれば「断酒よりも節酒がよい」は×でしょうが、「このまま飲み続けるよりは節酒にチャレンジするほうがましである」は○でよい気がします。少なくとも身体的ダメージが少しは減少されるはずです。また、せっかく「何かを変えよう」として行動を口にした患者に対して、「それでは意味がない」と頭ごなしに決めつけては次の外来には来てもらえない気がします。頑張って節酒したと思って外来に行っても、「いつかまた連続飲酒になるから」と怒られるだけなのですから……。それよりは、まずはやってみて駄目だったら次を考えることのほうが本人の治療動機が上がりやすい気がしますし、節酒中も外来治療を継続してもらうことで、節酒が破綻した時に次のステップにつながりやすい状態を作っておけると思います。

　そのため、現在では段階的なゴールとして節酒を認めている医療機関も多いようです。断酒自体がよりよいゴールであろうことは伝えつつも、患者が節酒を目指してみたいのであればそれに寄り添い、節酒が無理であれば次の目標として断酒を目指していく。医療者がゴールを決めるのではなく、患者が受診してきたこと自体を評価して患者に寄り添ってゴール自体を決めていくという考え方です。

▶ ハームリダクションという考え方

　また、物質使用自体は変わらないとしても、少しでも本人の二次的身体的・社会的害を減らそうとする「ハームリダクション」[18]の考え方も近年のアディクション治療を楽にしているかもしれません。ハームリダクションとは、個人が健康被害や危

険をもたらす行動習慣をただちにやめることができないとき，その行動に伴う害や危険をできるかぎり少なくすることを目的としてとられる公衆衛生上の考え方です。日本では節酒や減薬と同義に使われているケースもありますが，むしろ使用量は変化しないとしても害を減らせる方法（社会制度）がある，という考え方だと思います（断酒や断薬を目指す治療を否定しているわけではなく，相互に補完するものだと思います）。例えば，海外では薬物を使用する際に注射器を使いまわすことで HIV 感染症という二次被害が出ているときに，薬物自体を減らすことができなくても，HIV 感染症にかかる可能性を下げるために注射針交換プログラムを施行していることなどがあります。公衆衛生上の制度なので，１人の医師や病院でどうにかできる問題ではありません（注射針交換外来を現在の日本で始めたら残念ながら大問題になるでしょう）。

　ここまでダイナミックなことはできなくても，ハームリダクション的な考え方は診察でも取り入れることができるはずです。例えば，飲酒時にはいつも財布・携帯をなくしてしまう人に飲酒の可能性があるときは貴重品を置いてから出かけるように指示したり，落としても後でわかる機能を必ずつけておくことを勧めたりすることなどによって，二次的な被害を少なくさせることができます。こう考えれば，たとえ物質の使用量が減らせない患者に対しても医療者ができることは少なくないはずです。「断酒・断薬できなくても，少しでも健康のために減らせればよい。もし減らせないとしても病院につながってくれていれば，何かの時にすぐに治療に結びつく」と考えれば，とにかく病院につながり続けてもらうこと自体がハームリダクション的であ

るとも言えるでしょう。もっと言えば「違法薬物を使用していても困ったことがあったら相談に来てほしい。その際に違法薬物使用だけを理由に通報なんてしない」と看板を出すだけでも，薬物使用者が必要な社会資源や医療にアクセスしやすくなるという点で，ハームリダクション的と言えるはずです。

　すぐには治らない生きづらさを抱える患者に寄り添いながら，そのつらさを少しでも和らげようと考えるのは精神医療全体が得意とする分野であり，アディクションに限らず精神科関係者は受け入れやすい考え方ではないでしょうか。

▶ 家族はイネーブラーか，社会資源か

　少し前まで，家族はイネーブラー，つまり本人のアディクション行為の結果を尻拭いすることによって本人の底つきや直面化を先延ばしするものとして，できる限り本人から距離を取ることが求められてきました。一方で，今までの関係性や経済的問題，住居の問題などで距離を取れない家族も多くいました。引っ越して本人との関係を断つように言われても，「先祖代々の家をなかなか手放せない」「気持ちとして突然本人から離れられない」「子どもだけが生きがいなのに」という家族の気持ちは十分に理解できます。「どちらが大切か考えてください」「子ども以外の家族自身の生きがいを見つけなくてはいけません」と説明することはおそらく正論ですし，簡単ですが，一般的に正論というのは心に響かないものではないかと思います。

　そんななか，近年ではCRAFT(Community Reinforcement and Family Training)[19] が注目を集めています。CRAFT はもとも

とアメリカで開発された依存症者家族向けプログラムであり，「コミュニティ強化と家族トレーニング」と邦訳されます。日本では，厚生労働省のガイドラインにおいて“ひきこもり”の家族支援として取り上げられるなど，対象の広がりを見せています。CRAFT は家族が本人との悪循環のコミュニケーションを分析する過程を通し，本人との対等なコミュニケーションを学習し，家族自身の生活の再構築を目指すプログラムです。

①動機づけ，②問題行動分析，③ DV 予防：対処，④コミュニケーションスキル改善，⑤望ましい行動を強化する：報酬，⑥望ましくない行動を強化しない：マイナス結果利用法，⑦家族が自身の生活を豊かにする，⑧本人に治療を提案する，の 8 段階からなると言われています。

各病院・各施設でそれぞれにアレンジされていますが，考え方の中心は，家族を「イネーブラーだから離れるように」から「正しい対応ができれば最も有力な社会資源になる存在」としている点だと思います。涙ながらに手放すのではなく，勇気はいるものの対応を変えることで一緒に回復していく道もあることを示している点で，家族にとっても有効な対応の選択肢となります。

▶ | まとめ

昔のアディクション治療は，患者を「○○でなくてはいけない」と枠にはめることが多かったのではないかと思います。これは，成瀬暢也先生が指摘するように刑務所をモデルにした治療だったからかもしれません[4]。もちろん枠にはめることは多

くの場合で有効であり，そのおかげで多くの患者が救われてき
たのだと思います。現在でも，重症患者を中心にそのような枠
組みが必要な患者が相当数いることは決して忘れてはならない
と思います。

　一方で，全員がその枠に入れるわけではないことも考えるべ
きかと思います。これは患者だけの問題ではなく，援助者側，
病院などの組織側の問題でもあります。おせっかいな私には底
つき体験まで待っていることはそわそわしてできませんし，歯
を食いしばって涙ながらに頑張る治療も根性がなくてできませ
ん。また，当院でアディクション専門病棟を作ることもできな
ければ，毎日アディクション外来を開くこともできません。で
も，それでよいのかなと思っています。大事なことはアディク
ション治療が多様化すること，当院の治療法が合わなかったら
違う治療法を試すことができる，他の病院で駄目だった人が当
院の治療法を試してみる，そのようにいろいろと試す中で少し
ずつよい方向に進むのを待っていればよいのかなと思います。

　アディクション治療に対してでき得る最低限の治療，それは
今すでに医療者が持っている技術で無理なく行われることが望
ましいのです。クリーンであることを厳格に求める治療もあっ
てよいのです。しかし，すべての病院がそうなってしまっては，
クリーンでないものは行く場所がなくなってしまいます。治療
継続自体を目標にして患者に寄り添うことを基本とする新しい
アディクション治療は，スタッフに精神的・物理的な負荷が少
なく，一般精神科病院でも行いやすい治療法となっていると思
います。何より，新しい治療法は援助者が患者を，そして援助
することを好きになれる工夫が満載されている気がしています。

だからこそ，「やっていて嫌になる時，どうやって乗り切りますか？」の質問を受けると困ってしまうのです。私は「好きなこと」をしているのですから。

Column 3

導かれて⁉
私の依存症の方々との関わりについて

江島智子

（昭和大学附属烏山病院／精神保健福祉士 2 年目）

　私の依存症の人たちとの初めての関わりは日本ではなく海外でした。烏山病院に入職する前はイギリスでソーシャルワークを学んでおり，依存症専門の通所・入所施設で研修を行う機会に恵まれたことが支援者として関わる最初のきっかけだったと言えると思います。イギリスで「Substance Misuse Services」と呼ばれる依存症者を対象としたサービスは，主にアルコールや薬物依存の人が対象となり，昨今話題に上がるギャンブルやその他の依存症の人に会うことはなかったように記憶しています。

　研修中は市内にある連携サービスの見学も行いました。日本とイギリスが，政治や文化等の様々な面で異なることは容易に想像できると思いますが，それらの違いが支援の形としてアウトプットされた時の違いを肌で感じられたことは貴重な経験であったと思います。イギリスのSubstance Misuse Services におけるリカバリーのプロセスは「The Tier System」と呼ばれ，①一般的な情報提供→②専門機関へのアクセス→③コミュニティでの治療→④入所施設での治療，と 4 つの段階（Tier）に分けて考えられており，特に 2 番目の段階に属するメサドン・クリニックやニードル・エクスチェンジで行っている，安全に使用することを目的としたハームリダクションの考えには大変驚きました。

学校から派遣されて行った研修でしたので，当時の私自身の依存症の知識はゼロに近いところからのスタートでした。今でこそ依存症は病気であることを学びましたが，その当時は本人の意思の問題だとクライアントの弱さを非難する気持ちがありましたし，また薬物やアルコールにおぼれる人は怖い人だという思い込みがありました。ソーシャルワークは自分を使って実践を行うため，当然ながらこのような偏った倫理観や価値観は自分自身のプラクティスに影響がありました。スリップを繰り返す人を見て「なんでできないのかな」と非難してしまう気持ちになったり，強面の不機嫌そうな人にはできるだけ刺激をしないよう恐る恐る接していました。

このようなネガティブな意識や態度が変わっていく機会となったのは，クライアントの話を聞くことができるようになってからだと思います。自分もケースを持たせてもらえるようになり，担当するクライアントが歩んできた人生について学び

ました。悩み苦しんで，孤独や絶望感を抱えて生きてきた人が，それでも希望を見出して変わろうとする，クライアントの持つ本来の力を目の当たりにし，私自身心が揺さぶられる思いを何度もしました。誤解を恐れずに言えば，彼や彼女たちの圧倒的なストーリーの中に垣間見る人間らしさに魅了されたとも言えるかもしれません。このような経験を通して，クライアントを「依存症者」としてラベリングしていたのは私自身だったことに気づかされましたし，また変化はクライアント自身が起こすものであり，支援者が変えられるものではないという，ソーシャルワーカーとして関わる際の大切な視点をクライアントに教えてもらいました。

通所施設で印象に残っている場面があります。チルドレン・ソーシャルワーカーが子どもの母親を訪ねて面談に来所した時の出来事です。イギリスでは，親や養育者に薬物・アルコール依存，DV，精神疾患，学習障害の問題がある場合は児童虐待のリスク要因とされてソーシャ

ルワーカーの介入が積極的に行われており，この母親には薬物依存の問題がありました。母親は自分の子どもと一緒に暮らすために頑張っていましたが，薬物依存症者でDV歴のあるパートナーとお付き合いを始めたことがソーシャルサービスに問題視され，チルドレン・ソーシャルワーカーは彼女がパートナーと別れない限り子どもを母親の元に返せないと伝えに来たのです。母親はすぐには答えを出せません。「なんでこんなひどいことをするのか」とその場で泣き崩れます。チルドレン・ソーシャルワーカーは動じずに言います。「子どもの成長はあなたのリカバリーを待てないの」。

クライアントからたくさんの話を聞かせてもらう中で，ソーシャルワークを必要としている人が多いことを痛感しました。生い立ち，パートナーシップ，子ども，お金，仕事，教育，住まい……と心理・社会面において様々な問題や課題を抱えており，ソーシャルワーカーの役割が存分に生かされる分野だとも感じました。一方で，クライア

ントと支援関係を築いていくのは簡単なことではなく，サービスを受けることへの動機が両価的で不安定な人たちを支援する専門技術の必要性を痛感しました。当時のスーパーバイザーからは「依存症の人たちは操作的で嘘をつく人が多いの。だから新人のソーシャルワーカーにとって難しいのは当然。でもそうでもしないと彼・彼女たちが生き抜いてこれなかったことを私たちは知らなければならない」と表面的なことで判断をしないように指導を受けたことはよく覚えています。

余談ながら，研修先のグループ・スーパービジョンで"クライアント理解を深めるために"と皆で視聴したのが，2010年に「TEDトーク」にて公開されたヒューストン大学のブレネー・ブラウン教授のスピーチ「傷つく心の力（The power of vulnerability）」です。ブラウン教授が人とのつながり，羞恥心，心の脆弱性について語ったこの動画は，今現在においてもTEDトークで最も有名なスピーチのトップ25にランクされている人気動画です。日本語

を含む多数の言語に翻訳もされています。ご興味があれば是非ご覧になってください（http://www.ted.com/talks/brene_brown_on_vulnerability）。

　イギリスで行った依存症の施設での研修は大変実りのあるものでしたが，自分が依存症の分野で働くイメージを持てるほど手ごたえを得て帰国したわけではありません。むしろ，特に薬物依存についての知識量が足りないと感じる場面が多々ありましたので，難しいと感じていました。例えば，レクレーショナルドラッグ（快楽を得るための麻薬）について話し合う場面など理解が追いつきませんでした。ですので，その後ご縁があって入職した烏山病院で，再び依存症者の人たちに深く関わっていくことになるとは正直想像していなかったことでした。プログラム運営上必要になってくる外部からの連絡窓口となる担当者がたまたま不在になったために，社会人経験があるという理由で入職1年目の私がその役を担うことになったことが，2度目の大きなきっかけとなりました。

　毎週月曜日に開催される依存症患者を対象としたプログラムは，主に院内の多職種のスタッフによって運営されていますが，地域支援者の力を借りて実施する回もあります。それが，当事者が自らの体験を語る「メッセージ」と呼ばれる回です。スピーカーの人が回復への道のりや苦労等を正直に共有してくれることが力強いメッセージとなり，スタッフがアレコレ説明をするよりも何十倍も説得力があるように思います。話の内容に共通点や希望を見出す患者もいて，メッセージの回は普段の開催時よりも患者の集中力が高まることを感じます。私たち支援者もメッセージを通じて，当事者の人たちの話から多くを学んでいます。メッセージは，アルコールと薬物とを分けて実施しており，アルコールに関しては「アディクションリハビリテーションセンター［すとぉりぃ］」の施設長の加藤みお子さん，薬物に関しては「日本ダルク」の高橋仁さんにご協力をいただいています。

　プログラムを通じて地域の依存症施設の人たちとの関係性が

できてくると，通常のケースワークを行う上でも患者へ紹介する社会資源として連携が取りやすくなりました。前述の「すとぉりぃ」の加藤さんや「日本ダルク」の高橋さん以外にも，「ダルク女性ハウス」の代表・上岡陽江さん，佐藤朝子さん，俵和子さんにも大変お世話になっています。烏山病院で患者との面談のお願いやカンファレンスの出席等，我々の様々な依頼や相談にもフットワーク軽く対応してくださる体制が築けることに大変心強く感謝をしています。行政サービスの導入が患者の意向に沿わない場合もありますが，患者にとって何が一番大事であるかを考え，時には支援者の人たちが負担を負うかたちでケースを引き受けてくださることもあります。どんな時も患者とのつながりを大切にして，その関係を継続・定着させていくことを優先して考えている徹底した姿勢には「愛があるなぁ」と本当に頭の下がる思いです。

烏山病院の依存症の患者への関わりは，プログラムと共に発展してきたことを感じます。立ち上げの際は多くの苦労や障壁があったとも聞きましたが，それが今の多職種チームの結束につながっているのだとも感じます。どの職種の人たちもそれぞれの立場で介入の質を上げようとする意識が高いようにも見受けられ，それぞれの立場で培われた知識や経験を他のスタッフへ還元しようという文化があり，例えば臨床心理士による「動機づけ面接法」のセミナーや精神保健福祉士による「CRAFT」（コミュニティ強化法と家族トレーニング）についてのワークショップ等，院内で勉強会が定期的に開催されている点も依存症への治療が理解され，浸透しやすい要因ではないかと思っています。結果として，各自の知識の向上や横のつながりが生まれ，全体的なレベルアップにつながっていると思います。

私の場合は，依存症の人たちへの関わりは決して主体的に動いて掴んだものではなく，自分の目の前に現れた様々な機会が導いてくれたものだと思っています。今や自分の担当業務の一部となり，院内外の多職種の人たちとの協力関係ができ，楽し

く仕事ができています。特に私のように経験の浅い支援者がこのような多職種のチームに関わることは，自分の仕事を振り返る上でも本当にお勧めです。

　少し長くなってしまいましたが，最後に宣伝をさせてください。烏山病院では依存症のプログラムの見学は常時受付をしています！　毎週月曜日，午前中は外来患者を対象に，午後は入院患者を対象に実施しています。司法，医療，地域，教育と，様々な機関から多職種の方々にお越しいただいています。興味がありましたら，お気軽にご連絡ください。

Column 4

多職種（看護管理者）の視点から考える
アディクション治療
——完璧を求めすぎないことの大切さについて——

池田勝之
（昭和大学附属烏山病院看護部／看護師）

　私は現在，昭和大学附属烏山病院の看護部のトップとして，管理を中心に仕事をしていますが，昨年までは亜急性期病棟の師長として，常岡医師とともに当院のアディクション関連の心理教育プログラムの運営に携わってきました。

　関わり始めたばかりの頃の私は，かつて当院にあったアルコール治療の専門病棟に対する印象の名残からか，アディクションに関する心理教育プログラムとは，治療と回復への強固な意志を持った患者たちに対して，専門的な知識とファシリテートに熟練したスキルを極めた医療スタッフが行うものと，かなり固いイメージを持っていたよう

に思います。しかし，実際に亜急性期病棟主体で運営されていたプログラムは，時に新米ファシリテーターである看護師の司会はたどたどしく，およそ治療的とはいえない素人のような感想を述べたり，質問にも上手な返答ができなかったり……という状態でした。参加する患者にしても，寝ていたり，明らかに同調することを拒否していたり，「退院したら絶対に飲む！」と公言する人が混じっていたり，スリップを繰り返しつつ3クール連続の出席だったりと，実に大らか，かつ緩やかなものでした。

　果たして，これで効果がある

のでしょうか。

　あるのです。人工透析になっても，なお飲酒をやめられなかった人が，退院後はきっぱりと断酒を継続できたり，何度もスリップを繰り返しながらも，なぜかプログラムだけは絶対に欠席しない人など，ある意味いくつかの小さな奇跡を実際に見ることができました。

　私たち医療者は，ついつい100点満点の完璧なプログラムを目指して，自分自身で勝手にハードルを上げてしまいがちです。でも，そこに参加する人たちは，立て板に水のような流暢な司会に説得されるわけでもありませんし，理詰めの説明に白旗を上げて納得してくれるわけでもありません。運営に携わっている医師や看護師，精神保健福祉士や作業療法士，管理栄養士等の医療スタッフや，ともに同じプログラムに参加することになった仲間のみなさんとの人間関係，何気ないやりとり。そこに，テキストに書かれている知識としての情報が加わって，その総体から自分自身で何かを学ぶのだと思います。私たちはただ，患者に気づきの契機を提供しているに過ぎません。情報だけなら，いまやいくらでもネット上に溢れているのですから。

　そう考えると，自分たちが医療の専門職として患者を教育できる，しかも極めればより効率的・効果的に私たちが伝えたいことだけを伝えることができると考えていたこと自体，不遜なことに思えてくるから不思議です。

　当院のプログラムは，常岡医師の熱意と，有志とはいうものの，偶然そばにいてその勢いに巻き込まれてしまったスタッフたちによって小さく生まれました。しかし，少しずつ，けれども着実に育っています。相変わらず，「何が何でも依存を断ち切るぞ！」といった進学塾のハチマキ受験生のような気合いは，参加者の誰からも伝わってきませんが，そんな柔らかな場だからこそ，気に入ってくれる人がいるのだなと感じています。このプログラムが，それに携わるすべての人たちにとって大切な場であるよう，これからも温かく見守っていきたいと思います。

第 3 章

当院での治療の必要性

▶ | 当院の紹介

　私が勤めている昭和大学附属烏山病院は東京 23 区内，新宿から準特急で 11 分という立地にある大学病院附属の精神科単科の病院という特徴を持っています。大学自体の本部とは別に，精神科医局は烏山病院を中心に回っており，2 つの精神科救急入院料算定病棟（スーパー救急病棟）を持つ都市型精神科病院です。措置入院などの緊急入院以外に他の関連病院からの転院依頼を受けて地域に帰していきます。大学病院なので若くて体力とやる気に満ちた医師が多い点はよいのですが，研究・教育にかける時間も多く，意外と人が足りている印象はありません。

　また，大学病院ならではの問題として「異動」があります（長い目で見ればメリットともいえるかもしれませんが）。毎年，たくさんの精神科未経験の看護師が他の関連病院から転勤してきますし，現場のキーになっていたスタッフが突然いなくなってしまうことも多くあります。これは医師や薬剤師などの他の職種にも言えることで，当院で何か新しいプログラムや介入を始める場合には，「誰がやっても最低限が保証されること」を

常に考えていく必要がありました。これはいろいろなことを始める時には制約と感じるのですが，考え方を変えると「特別な人がいなくても，特別な場所でなくてもできる汎化しやすい介入法」を最初から考えることを癖づけしてくれたのかな？　とも思っています。

2009年に私が烏山病院に赴任した時は，病院全体の変革の時期でした。アルコール病棟が閉鎖されたことに加えて，2010年には合併症病棟が，2012年には慢性期開放病棟が閉鎖される一方で，2008年には1つ目のスーパー救急病棟が，2010年には2つ目のスーパー救急病棟がスタートと，厚生労働省の主導する「入院医療中心から地域生活中心へ」[20]という国の方針に合うように都市型精神科病院へと変化していました（図1，2）。

▶ | **回転ドア現象**

病棟が減ったことで，再入院の患者やスーパー救急病棟で3ヵ月以内に退院できない患者が亜急性期病棟に集まることになりました。入院中に症状が改善して笑顔で退院していくのに，数ヵ月ですぐに悪化してしまい，再入院となるケースを多く見るようになりました。スーパー救急病棟は，入院期間を短縮することで患者の社会性の低下を最低限に抑えて早期の社会復帰を可能とし，医療費の抑制にとっても有用であると指摘されている一方で，退院後早期に再発・再燃して入退院を繰り返す，いわゆる回転ドア現象も社会的課題となっています。症状の再燃は，長期的にみて患者の社会復帰の後退につながっていきま

第3章 当院での治療の必要性　49

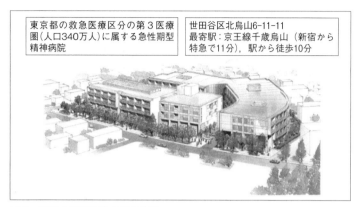

図1　昭和大学附属烏山病院外観
新宿駅から電車と徒歩で20分程度の立地に位置する大学病院附属の精神科単科の急性期病院

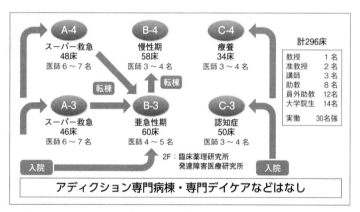

図2　烏山病院の病棟構成と医師の人数
スーパー救急病棟を二単位（A-3, A-4）持ち，後方病棟（B-3, B-4），認知症病棟（C-3），ストレスケア病棟（C-4）を持つ。C-4以外はすべて閉鎖病棟。院内にはデイケア，作業療法室，臨床薬理研究所，発達障害研究所を併設するが，アディクション専門病棟や専門のデイケアなどはない。措置入院患者は全例スーパー救急病棟に入院するが，退院後3ヵ月以内での再入院や当初から長期入院が見込まれる患者はB-3病棟に入院する。C-4ストレスケア病棟では，うつ病とアルコール依存を合併する患者に対するアルコールプライマリーケアパック入院を2013年から始めている

す。回転ドア現象の原因としては，服薬アドヒアランスの低下，病識欠如，生活リズムの乱れ，必要な社会資源が必要な患者の元に届いていないことなどが挙げられると考えました。

これらに対応するためには，医師や看護師などの単一職種による疾病教育のみでは心理教育が不十分で，普段の生活リズムや食生活，社会資源へのSOSの出し方など，多職種の範疇まで患者に伝える必要があると考え，当院では7職種（医師・看護師・薬剤師・心理士・精神保健福祉士［PSW］・作業療法士・栄養士）による地域支援プログラムを作成し，「再発のない安定した地域生活」を目指しました。統合失調症の患者が，主体的に治療に参加していくことを目標として，1クール8回で講義30分，グループミーティング30分の計1時間を1コマとして毎週1回決められた曜日，時間に病棟内のホールで行いました。また，地域関係機関との連携を意識し，病院外から退院促進コーディネーターに講義を依頼しています。退院後の通所を意識して作業療法・デイケアの見学を取り入れました（図3）。

当初は有志で始めたプログラムでしたが，再入院率の低下が結果として出始めたため[21]，病棟・病院の業務として拡大させ，プログラムに関わる援助者が多ければ多いほど普段の関わりが変化して，よい影響があることもわかりました[22]。それでも退院後すぐに再入院となる患者は多く，中には「内服薬を飲めとは言われていたけど，お酒については細かく言われなかった。でも飲んで起きると毎日昼過ぎになっていて，作業所は行けなかった」「飲み合わせが悪いと言われたから，飲酒した日は薬を飲まなかった。考えてみたら退院してから毎日飲酒していたから，ほとんど薬は飲んでいないかも」など，飲酒が原因で生

患者自身が考えることができるように

特徴

スタッフが患者を多面的に理解できるように

心理教育プログラムの紹介（統合失調症患者対象）

毎週木曜日　60分／回×8回

回数	講義	内容
1	臨床心理士	コミュニケーションの取り方（SSTを中心に）
2	医師	統合失調症の病気について
3	薬剤師	薬を飲み忘れないためには
4	地域PSW	地域で利用可能な社会資源
5	デイケアスタッフ 作業療法士	作業療法・デイケア説明と見学
6	看護師	退院後の生活について
7	栄養士	バランスのよい食事の選び方
8	PSW	まとめ

図3　統合失調症用，地域生活支援プログラム

全7職種により30分講義，30分ディスカッションで構成される。講義はワークブック形式で読み合わせをしながら質問を埋めていき，その質問の答えを患者に聞くことで，講義に慣れていないスタッフでも進めやすいように工夫した。ディスカッションでは患者同士が意見交換できることを目指しており，医療上好ましくない発言が出てもスタッフが訂正するのではなく，他の患者にどう思うかを聞いて患者同士で相談して考えをまとめられることを目指して介入している

活を壊して再入院してくる人が多くいました。当初は「依存症じゃないんだから，指摘して情報提供すればわかるだろう」と思っていましたが，「薬より酒のほうが不安にすぐ効くし」と主張する人々に飲酒をやめてもらうのは簡単ではありませんでした。また，入院生活だけで患者を診ていると，同居者がいない場合は退院後の飲酒状況について詳しく知ることは非常に難しく，有害使用であることはわかっていても，依存症の診断基準を満たすのかどうかについては治療者側も自信をもてず，患者本人は極めて明確に「依存症ではない」と否定するとなると，各主治医が個別に対応することには限界を感じていました。さ

表1 平成27年度当院入院患者におけるアディクション合併率

アディクション対象	男性	女性	全員
アルコール	48 （16%）	44 （12%）	92 （14%）
薬物	18 （6%）	9 （2%）	27 （4%）
処方薬	7 （2%）	15 （4%）	22 （3%）
その他	2	3	5
アディクション合計	66 （22%）	63 （16%）	129 （19%）
患者全体（人）	294	382	676

当院における認知症病棟を除いた全患者の退院サマリーから集計した。退院サマリーにアディクション問題を明記するかは主治医に一任されているため，ここで数えられたのは患者が主治医に話し，主治医がサマリーに明記した人だけになる。そのため最低限で19%と捉えるべきで，実際はより多いと思われる。特に薬物依存では主治医に患者が話さない例は多いと思われる。薬物では男性が，処方薬は女性が多くなっている。2つ以上を対象としたものは両者でカウントしている

らにこの時期は危険ドラッグ（当時は脱法ハーブと呼ばれていました）が出現しはじめ，措置入院など緊急入院となる患者の多くが危険ドラッグ絡みとなっていきました。

▶ 実際の当院でのアディクション合併率

　プログラムの開始後ではありますが，平成27年度に当院の認知症病棟以外のすべての病棟に入院した患者の退院サマリーを調べてアディクション合併率を調べてみました（表1）。平成27年度に当院に入院した676名中，退院サマリーにアディクション問題が明記されていたのは129名で，全体の19%に及びました。これは各主治医が把握しているもののみなので，"最低でも19%"と捉えるべきだと思います。アディクション

第3章　当院での治療の必要性　53

表2　入院形態別にみたアディクション合併率

入院形態	延べ人数	全体（％）	アルコール	薬物	処方薬	その他
任意	231	46（19％）	39	6	7	3
医療保護	365	62（16％）	44	9	13	2
措置	78	21（27％）	9	12	2	0
応急	2	0	0	0	0	0
合計	676	129	92	27	22	5

措置入院が27％と最も多く，他の措置入院受け入れ病院でも同程度にいる
と思われる。その他はSEX，万引き，ギャンブルなど

　対象は男女ともにアルコールが最も多く，男性では違法薬物，
女性では処方薬が多い傾向がありましたが，これは薬に比べて
アルコールのほうが主治医に話しやすいことも関与していると
思います。

　このデータはプログラム開始後のデータであるため，発表し
た時には「プログラムがあるからたくさん集まってくるのだろ
う。当院にはこんなにいない」というご指摘をたくさんの病院
からいただきました。そのため，今度は入院形態別に調べてみ
ました。措置入院は東京都では当番制で行っているので，患者
がプログラムの有無によって病院を分けられることはありませ
ん。そうするとむしろ措置入院で最もアディクション併存率が
高くて27％，つまり4人に1人以上がアディクション問題を内
在していることがわかりました（表2）。「医療観察法の対象患
者において物質使用障害の併存が34％。そのうち40％は鑑定に
おいて看過されている」という松本らの報告[23]があることを
考えると，当院ではまだまだ見過ごしがあるのかもしれません。
ただ，どの病院でも措置入院患者の中の4人に1人はアディク

54

表3　診断別に見たアディクション合併率

入院時診断	延べ人数	アディクションあり延べ人数 （OD除く）	%
F0	28	5	18%
F1	41	41	100%
F2	257	22	9%
F3	196	37	19%
F4	56	7	13%
F5	1	0	0%
F6	20	10	50%
F7	8	3	38%
F8	42	2	5%
F9	25	1	4%
その他	2	1	50%
全体	676	129	19%

依存症を主診断とするＦ１圏は41名で，残りの88名は他の診断を主診断としており，アディクション問題は従診断であった。一般病院ではアディクションだけの患者よりも他の疾患を合併している人が倍近くいることを示唆しており，退院後に専門病院や自助グループを勧めるだけでは不十分であると思われる

ションへの介入が必要な人が混ざっているという事実は重く考えるべきかと思います。

　また，診断別では主診断がＦ１圏（精神作用物質による精神および行動の障害）のものは全体の６％に過ぎませんでしたが，Ｆ６圏（成人のパーソナリティおよび行動の障害）の半数，Ｆ３圏（気分障害）の５人に１人がアディクション問題を合併していました。当院のようなアディクション専門病院ではない病院に入院する人は，他の精神疾患を合併した併存障害が多いことがわかります（表３）。

第3章　当院での治療の必要性　55

　他の精神疾患を持つ人がアルコールや処方薬依存の問題を合併しているとすると，その多くは自己治療，つまり生きにくさやつらさを何とかするための手段として依存性物質を使用している場合が多く，彼らにとって物質は問題事項ではなく，むしろ薬のつもりである場合も多くあります。そのような人たちに，「退院したら専門病院に行って依存性物質をやめるように」と説明しても，治療につながる確率は低いのではないかと思います。実際，彼らはただ依存性物質をやめるだけでは，つらい現実と直面化せざるを得なくなって，かえって苦しくなってしまう場合も少なくありません。彼らにこそ，入院中に依存性物質がない状態でも，スタッフや他患との結びつき，そして他の援助機関とのつながりが自身にとって有益であるかもしれないと感じてもらう必要があるはずです。

▶ 当時(プログラム開始前)のアディクション治療へのイメージ

　このようにアディクションに対して介入が必要と感じる一方で，自分たちのアディクションに対する知識は非常にお粗末でした。烏山病院に来て初めて PSW から「この患者は DARC（薬物依存症のリハビリ施設）が合うと思うので勧めてみてもいいですか？」と聞かれた時に，私が知っていた DARC についての情報は「15 の夜」という漫画で得た知識のみで，「本当に DARC って近くにあるんだ〜」程度のものでした。「ぜひ勧めて」とは言ったものの，患者から「DARC が合うってどんなところが合うんですか？」と聞かれても全く答えられず，「いいらしいよ。閉鎖病棟入院よりは自由もあるだろうし」な

どと答えてお茶を濁していました。また，直前に閉鎖されたアルコール病棟での勤務経験のあった医師も多くは退職しており，一部のPSWや看護師が自身の経験を教えてくれましたが，どうもピンとこない印象でした。そもそも「アディクション治療は任意入院で本人が希望するのが基本」と聞くと，"強制入院中に本人の治療意欲が全くない状態での介入法のヒントにはならないのではないかな……"と思ってしまっていました。

　また別の機会に，当院で起きた院内自殺について調べようと思ったことがありました。その際に退院月と亡くなった月が同じである人をピックアップしたところ，アルコール病棟からの退院直後に亡くなっている人が多く出てきました。中には外出した時に飲酒して帰院して，衝動的に「もう退院する！」と言って出て行ってしまった人や，自殺の直前に再入院したいと電話をしてきた人もいました。たとえ飲酒して治療意欲がないとしても，本人が退院を希望していたとしても，本人が1ヵ月以内に自殺してしまうのであったら，医療保護や退院制限をかけてでも退院させないほうがよかったのではないかと思い，暗い気持ちになりました（もちろん事前にはわからないので結果論ですが……）。

　また，退院した直後に病棟に電話をかけてきた患者では，以下のようなやり取りがありました。
　「再入院させてくれ。もうどうしようもない」
　「今は飲酒してますよね。酔いが醒めたらまた来てください」
　「今は飲んでないよ！　醒めてるから入院させてくれ」
　「嘘をついている人は入院できないし，治療できませんよ。

まずは正直になってください」

「わかったよ！　飲んでるんだよ！　正直に言ったから入院させてくれ！」

「正直に言ってくれてよかったです。では酔いが醒めたらまた相談してください」

「……」

　正直に言っても結局「また後で」になってしまうのであれば，正直に言う意味とは何なのでしょう？　もちろん泥酔中にはしっかりとした深い話ができないので，酔いが醒めてから再度治療や入院について話し合うほうがよいことは間違いないだろうと思います。しかし，それは安全な場所で行うほうがよりよいかと思います。会ったこともない人ですが，きっとこの人はプライドが高くて SOS が出せず，飲酒した勢いを借りて何とか病院に再入院したいと話したのに，「正直になれ」と怒られ，どうしようもなくなって正直に話したのに，「では酔いが醒めたら」と言われたのかなと想像すると，悲しくなってしまいました。「診察は飲酒していない状態で」「依存症は自身の意思を重要視して」といったことは患者の人権保護のためにも必要なのでしょうが，死んでしまう危険性があるときは，多少は強制力を働かせて，安全性を優先させるべきではないかと思います。おそらくこの電話に出ていたスタッフも，本人が亡くなったと聞いた後，自分を責めたであろうと考えると，本当に依存症治療は難しいし，つらそうだし，手を出して深く関わることになりたくないな……と思っていました。

DARC 見学に

　それでもアディクション合併患者と多く触れ合わざるを得ない中で，「正直になりなさい」と伝えているのに，自分は行ったこともなければ見たこともない DARC を「いいところだよ」と伝えていく嘘に耐えかねて，患者が見学に行くことにかこつけて，一緒に見学に行かせてもらいました。病院では薬物使用者にたくさん会っていても，それ以外の場所ではほとんど会ったことがありません。また，この時点でいわゆる回復者と言われる人たちにはしっかりと会ったことがなく，全く想像がつきませんでした。ましてや病院は，自分のホーム，DARC は相手のホーム，失礼なことを言って怒鳴られたらどうしようなどの偏見に満ちた気持ちで臨んでいました。しかし，行ってみての第一印象は，失礼ながら「怖くない普通の人だ～」でした。男くさい集団生活の部屋は，自分が大学時代に過ごした寮生活を思い出しました。

　薬物依存の人たちが集まって集団生活をする，薬をやめることを目指していると言っても「誰かが再使用したり周囲に勧めたりしないんだろうか？」「逃げ出したりしないんだろうか？」「喧嘩になったりしないんだろうか？」と DARC のスタッフに質問すると，「そりゃします」とあっさりとした答えが返ってきました。そのあとに「逃げ出しても，また戻ってきたら受け入れます。再使用してもやめたいと思っていたらまた入ってもらう。最初からやめる気満々で入ってきて 1 回で完全にやめられることなんてないですよ」と言われて，生活上でのいろいろなエピソードを聞くと，不謹慎ですが "楽しそう～" と思って

第3章　当院での治療の必要性　　59

しまいました。エピソード一つ一つは結構悲惨だったり，大変だったりするのですが，それを悲壮感なく笑い飛ばしながら話していくので，今まで持っていた"涙ながらのつらいことばかり"というイメージが少し崩れてきました。援助者自身が楽しめるものが最も続くし，治療効果がある，と思っていた私にとって，「アディクション治療も楽しみながらできるかも」と思わせてくれた転機となりました。

▶ 自分は管理的すぎていないか？

それと同時に，いかに自分の考え方が管理的になっていたかに気がつきました。

今まで病院では，

「散歩の時間を守れないなら退院」

「飲酒して帰ってきたら一度退院」

「離婚など大きなイベントは退院してから」

「何度も飲酒したり離院したりするなら，そもそも入院は制限」

などと考えていました。病院の環境自体がストレスになるから入院治療の効果が得られないなどとも教えられてきました。もちろんケースによりますが，中には症状の問題で散歩の時間を守れない人もいたはずです。アルコール依存の人が飲酒してきたというのは症状が再燃しただけで，入院加療の効果云々は関係ない場合も多そうです。離婚などの大きなイベントは退院してからさせるのなら，離婚した後に抑うつ的になったらすぐに再入院させてあげなくてはいけない気がします。これらは目の前の患者のことを考えてのことではなく，病棟管理を優先して

いた気がします。もちろん病棟という多くの患者がいる場所を安全に規範のある場所として守ることは非常に大事で，1人の患者の治療のために他の全員に悪影響が及ぶことを許可するわけにはいきません。ただ，医療者側が管理と治療を一緒くたにしている部分があったと反省しました。

　それからいろいろな当事者の話を聞く機会に連れて行ってもらいました。感動する話，グダグダに思える話，突然終わってしまってびっくりする話などいろいろあったのですが，共通して感じたのが「病院内ではこういう話を聞いたことはほとんどない」というものでした。病院が，自分の診療スタイルが，いかに患者を表面的にさせているか，正直に気持ちを話す相手となれていないかを感じてショックを受ける一方で，少しでも病院内でもこのような話が聞ける場を持てれば……との夢も抱きました。

第3章　当院での治療の必要性　61

Column 5

依存症プログラムで使用される
ワークブックをツールとして
──ソーシャルワーカーとしての関わりから──

近藤周康

(昭和大学横浜市北部病院／精神保健福祉士)

　入院中の男性のAさんが言いました。

　「こんなことやっても何にも役には立たねえよ。なんでやんなきゃいけねえんだ」

　私は渋るAさんに，持参した2冊のワークブックのうちの1冊を渡して，丁寧に「一緒に読もう」と繰り返していました。

　Aさんは措置入院で私の勤務する病院に入院し，同居する親への暴力があって警察に保護された経過があります。状況は，被害妄想に苛まれての暴力。入院となり保護室での薬物療法が始まり，次第に落ち着き，1ヵ月も経過しないうちにおそらく入院前の安定していたと思われる本人の状態に戻っていきました。

　親と同居生活をしていますが，長年にわたって親との関係性に葛藤を抱えており，治療をしていた時期もあったようですが中断し，しばらく飲酒を繰り返す日々が多かったようです。入院受け入れをした病棟は救急の病棟で，すでに病状的には改善したと思われるAさんが入院を続けるには単調な毎日だったに違いありません。入院中はすることもないので，当然のごとく本人は主治医やスタッフに退院を希望します。退院に向けて，入院となった経緯をAさんと関わりながら振り返ります。すると，暴力を振るったことで入院と

なったことは認めても，飲酒の
ことは頑なに否定し，その後よ
うやく飲酒したと話すようにな
っても飲酒と今回の入院は関係
ないと話していました。病棟で
のカンファレンスでは，入院前
の本人の飲酒はおそらく依存の
域に入っていて，飲酒により抑
制のきかない状態で今回の入院
になったのではないかと話し合
われました。私はＡさんに，飲
酒のことはともかく，退院後の
生活をどうするのかを聞きまし
た。すると「親の面倒をみない
と親が心配だ。だから早く退院
させてくれ」と言いました。

　精神科の救急病棟において，
ソーシャルワーカーが患者と関
わる時間には限りがあります。
まさに時間との勝負であるとも
言え，特にＡさんのように措置
入院となるような場合，ソーシ
ャルワーカーのスタンスとして，
退院後安全に生活が送れるよう
に環境調整し，かつ必要な治療
は継続できるように入院中に関
わろうとしますが，多くの入院
患者にとって措置入院自体，非
自発的な治療の始まりであり，
そこに精神保健福祉士が現れて
も患者にとっては迷惑な存在で

しょう。何とか関わりを持ちつ
つ，問題と思われることについ
て介入する試みは困難を伴いま
す。

　私はＡさんに，「退院後の支
援として何回か地域の保健師と
関わりを持ってほしい」と説得
し，その調整を含めて伝えて，
渋々了承してもらいました。私
は地域の保健師に連絡し，保健
師は退院後に関わってもらえる
ことになりました。

　一方，入院中に本人に少しで
もアルコールの問題について関
心を持ってもらうよう，別の病
棟で行っていた依存症のプログ
ラムの内容を伝え，参加を勧め
てみましたが，さすがに本人は
「知らん。関心ない」と素っ気
ない対応でした。そこで同僚の
精神保健福祉士と相談し，プロ
グラムで使用しているワーク
ブックを持参して，本人とマン
ツーマンで読むだけでも，何も
しないよりはよいのではないか
と考えたのです。そこで私は冒
頭のように，本人と再び格闘す
ることになります。

　結果として，退院までの時間
の限界や本人の意欲のなさもあ
り，ワークブックは一緒に２回

読み合わせをしたに過ぎない状況でしたが，できるだけ関わろうとしました。その後，Ａさんは退院。私から保健師に退院後の状況を聞いてみると，その後訪問はしてくれたようです。Ａさんのアルコールの問題について，そして家族との葛藤も含めて，その後大きな改善があったかを知ることはもはやできませんが，しかし我々支援者は"何もしないよりは，ほんの少しでも関わったほうがよい"と，このような事例においては考えるようにしています。精神科では，このような介入に限界を感じるケースはたくさんあります。

　私が初めて依存症の治療に関わったのは，今からもう20年以上も前です。以前勤務した病院に入職して数年経った頃に，アルコール依存症の専門病棟に配属になりました。当時の多くの専門医療機関では，断酒，抗酒剤，自助グループの３本柱を中心にして本人が依存症の治療に取り組んでもらう手法が一般的でした。入院前から本人に関わり，依存症であることを考えてもらう。しかし，依存症である

ことを本人と考えていくことは，依存の進行中であるために困難であり，そのため本人の周辺にいる関係者（家族，友人，会社の人など）を巻き込んで対応方法を工夫し，話し合って検討し，本人にアプローチし，ようやく本人に医療の場に登場してもらい，本人の同意の下で治療を行っていました。

　烏山病院ではそれに加えてソリューション・フォーカスト・アプローチという心理療法の手法を取り入れ，本人が今目の前で起こっている問題を認めても認めなくても，極端な見方をすれば依存症と認めなくても，本人の持っている資源，力（健康的な思考や行動）等に焦点をあてて面接を通して醸成し，退院後の生活や回復について検討していくという新たな手法にチャレンジしていました。

　当時その手法は画期的で，ソーシャルワーカーとしては本人の回復できる力に着目できることにとても意義を感じ，中心的に取り組んでいた先輩の精神保健福祉士から引き継ぎ，自分も新人ながら懸命に入院患者と関わっていた当時のことを今でも

思い出します。勉強を進めると原家族の機能不全の問題や，それに伴う AC と呼ばれる個人の生き方，介入の方法など，依存症に至るプロセスや中身について考えることができたのは幸いなことで，自分自身の生き方について，自分の家族のことも考える機会になりました。

しかし一方で，そのような手法に限界があるとされた患者に対して，時に結果として強制的な退院という結果となって終了してしまう，また病棟のスタッフの中を見回すと患者への対応手法や考え方の違いが明確にあり，意見が分かれているように感じてしまったこともありました。また，自分自身の精神保健福祉士としての経験が浅かったこと，面接のスキルを向上させることの困難さを克服できなかったことや，患者に巻き込まれやすい自身の性格が災いし，いつも一緒に勤務していたスタッフから「患者に巻き込まれている」など手厳しい指摘をされました。その中で自分の自己肯定感が低くなり，依存症の治療の奥深さを感じながらも自分には向いていない，苦手だと考える

ようになってしまいました。

配属が異動になると，私の跡を引き継いだ同僚はその後生き生きと仕事をしており，異動後は依存症に関する勉強はきっぱりとやめました。

あれから長い時間が経過しました。現代社会において，依存症もアルコールだけでなく，危険ドラックの蔓延に伴う薬物依存の問題，カジノ法案を契機としたギャンブル依存，最近では性犯罪者も依存症であるとする捉え方など，国内の経済成長が鈍化し，閉塞感が漂う社会の構造の進行の中で，依存症の裾野はむしろ広がってきているとも言えます。

そのような社会情勢の流れと並行して，依存症に関する専門医療機関や研究機関等では様々な治療や介入の手法の開発が行われてきました。近年，依存症の治療現場では SMARPP を中心としたプログラムを行うようになってきました。私が烏山病院に勤務していた時に依存症の外来プログラムが立ち上がり，プログラムを通じて自分の目の前に様々な「生きづらさ」を抱

えた人が現れます。その数は減るどころか，むしろ増えていく一方であると感じます。その場に参加するという機会を与えてもらい，参加する中で昔の自分とは違った気持ちで取り組むことができています。それは，正しい情報と回復への道筋をワークブックで学びながら当事者と支援者で治療に取り組んでいること，また何よりも苦しみが伴いがちな回復を，楽しく，できることからはじめようという雰囲気がよいからではないかと感じています。このアプローチは，ソーシャルワーカーが親和性を持ちやすい手法ではないかと考えています。

　手法は年々変化しています。ワークブックは読むだけでもよく，依存症の治療が苦手な援助者でも，少々わからなくても一緒に何を感じたか，何を考えたかを分かち合うことができると私は経験から学びました。Aさんはまさしくそのケースでした。

　我々ソーシャルワーカーが関与していく現場周辺には様々な「生きづらさ」を抱えている人たちが存在し，「生きづらさ」から見える個人，家族，社会，

また付随して起こってしまう依存症の問題に対し，冷静に判断する力を期待されています。しかし，当院のようなプログラムを持たない一般科の病院や施設，相談機関，行政機関，教育現場等では関わり方や対応の仕方がわからずに苦慮していると聞きます。

　私は現在，神奈川県の総合病院に勤務しています。精神科はありますが，依存症に対応できるプログラムは行っていません。しかし最近，救急病棟に自殺未遂で運ばれた患者の問題の背景にアルコールの問題もあると知り，ワークブックを持参し，私と患者で一緒にワークブックの読み合わせを行いました。「生きづらさ」を持ったために依存症に陥った人々に，少しでも明日の指標や希望を本人と支援者が一緒に見出すために，ワークブックのような，手軽な導入となる「ツール」を用いることはどうだろうかと考えています。今後もそのようなツールが開発されて行きわたることを期待し，それをきっかけに依存症者との関わりにおいて，援助者が自らの動機づけを高め，1人のソー

シャルワーカーとしてきちんと状況を判断できるような力を持つ機会にしてほしいと考えています。

　行動は決して難しいことではなく，まずはツールを持ち，ケースに関心を持って正しく理解して関わるところからであると今は考えています。理解のある主治医やコメディカル，提供できるプログラムがあるのが理想的であることは間違いありませんが，たとえそれらの環境がなくてソーシャルワーカーだけでも（もちろんインスタントラーメンのようにすぐにはできないかもしれませんが），試行錯誤して経験することで介入できると考え，行動する勇気を持ってほしいと考えています。これは自分自身にも問いかけていることでもあるのです。

第 4 章

入院患者用プログラム作成

▶ | プログラムの基本方針

　病院内でも自助グループで話しているような生き生きとした話を聞きたいと思った私は，とりあえず仲間を探しました。幸いなことに，同じようにスーパー救急病棟でアディクション患者が急性期症状だけで退院させられていることに危機感を抱いていたPSW，アディクション治療が好きだったり，新しいことをやってみたいと思っていた看護師2名が仲間になってくれて，計4名でチームを立ち上げることができました。この時点では，PSWと看護師の1人がアルコール病棟で働いたことがあるだけで，私ももう1人の看護師も全く未経験でした。

　その中でプログラム作りのために情報収集を始めましたが，以前の当院のアルコール病棟のやり方を継続するつもりはありませんでした。なにせ，一般病棟で患者全員がアディクションになることは絶対にありません。よって，いわゆるアルコール病棟で行われていた自治会などの作成や病棟運営にも関わってもらうことなどは不可能です。また，アディクションだけにすべてのマンパワーを使うわけにもいきません。何よりも，当院

に入院している対象患者の多くは，統合失調症やうつ病といった内因性疾患があって非自発的に入院しており，アディクションに対しての治療意欲がない患者がほとんどなのです。「本人が治療を欲したら与える」では，結局は「誰も欲しなかったから何もしない」になってしまいます。

　そこでプログラム作成時に最も参考にしたのが，医療観察法病棟でした。当時，医療観察法病棟では松本先生らの開発したSMARPP が取り入れられて話題になっていました。また，「入院患者にアディクション介入を！」と話した時に多くの人から言われた「強制でやっても意味がない」との厳しい意見に対して反論するヒントがほしくもありました。おそらく今なら刑務所のプログラムも見に行っただろうと思います。

▶ 入院して改善しても，退院して悪化するなら意味がない？

　今でも不思議なのですが，統合失調症の患者もうつ病の患者も，本人は病識がなく治療意欲もないが，とりあえず入院させて薬を飲んでもらうことや，病状が少し落ち着いたら疾病教育を行うことは，臨床上ほとんどの精神科医や精神科援助者が経験していると思います。その時に，「強制入院中に内服してよくなったって，退院後に内服しなくなるから意味がない」という意見は全く出てこないのです。実際に統合失調症では入院後，長期間にわたって内服を拒否していても，長く関わり続ける中で内服に納得してくれたり，内服の意味を本人なりに理解してくれるようになる患者はたくさんいますし，実際にそういった患者に会ってきました。中には「必要ないけど，先生の顔を立

第4章　入院患者用プログラム作成　69

てるために飲むよ」という人もいました。もちろん，退院したらすぐに怠薬し悪化して再入院という人もいましたが，彼らに対して「どうせ退院したら薬をやめるから，入院させても意味がないよ」という意見は聞かないのです。

　プログラムの作成を実際に始める前の感覚として「ただ閉じ込めておくことには意味がなくても，閉じ込められている間に介入し続けることには一定の意味があるはずだ……，あってほしい」と思っていました。そのため，「最初は本人が望まないとしても介入することに意味がある」と強く言うための見本を探して医療観察法に行きつきました。また，医療観察法病棟自体を見てみたいというミーハーな気持ちもありました。

▶ 国立精神・神経医療研究センターのプログラムを見て

　実際に医療観察法病棟に行ってみると，病棟の前で止められて，荷物はすべてロッカーに預けて空港のようなチェックを受けました。そして，充実した環境やスタッフの数など，いろいろな物珍しさがありました。ただそれよりも印象に残っているのはプログラムでした。入ってくる患者がみんな楽しそうに，「今日は○○先生がファシ（ファシリテーター：司会）なんだ～」「○○さん，今日はいないの？」と話しており，"無理やりやらされている感じ"は全くありませんでした。病状が原因なのか，グループのスピードについていけていない人もいましたが，隣にスタッフが座ってフォローしながら進めていき，ファシリテーターに当てられて嬉しそうに発表していました。話している内容だけを聞くとかなり厳しく，つらそうな話なのですが，

それをしんみりとした空気ではなく前向きな形で返すファシリテーターも印象的でした。輪の中にスタッフも入って，一緒に考え，一緒に参加している雰囲気も好きでしたし，「退院後もお酒は飲みたい」「また薬物を使ってみたい気持ちはある」など，今までは治療上好ましくないと思っていた内容を話しているのに，スタッフがそれを受容していることも驚愕しました。その後，「依存症から脱するにはどこか一つでも素直に"飲みたい／使いたい"と言える場所があるべき」との言葉を聞いて納得しましたが……。

それまでの私は，

「もう一生使いません！」（それなら大丈夫かな～）

「まだ使いたい気持ちはあります」（そんなことじゃ回復できませんよ！）

などと，今考えれば全く逆のことを考えていました。

▶ 「昨日再使用した」と言われたら

また，外来でのプログラムも衝撃的でした。お茶やお菓子を出しながらあたたかいムードで行われ，週末に再使用したという人がいても，医療者も含めてそれを責める人はいませんでした。嫌々強制的に来させられている雰囲気はなく，「プログラムを楽しみにしていた」と明言する人も複数いましたし，大変な治療に歯を食いしばりながら来ているというよりは，好きな習いごとに行っているかのようなイメージでした。

「昨日夜に再使用してきた」と言われた時に，「昨日使ったのに今日は使わずに来てくれたのは素晴らしい！」と返せる治療

環境は，アディクション治療だけでなく，統合失調症に対して
もうつ病に対しても，その治療のスタンスを考えさせられまし
た。

　一緒に行った看護師も大きな衝撃を受けて，そのまま喫茶店
で延々と話し，これを当院でもできないかと熱く語り合いまし
た。この衝撃はいろいろな場所で，当院スタッフにも他の人に
も話していますが，中々その感動をすべて伝えることはできま
せん。そのため，当院のスタッフを順々に見学に連れて行き，
その空気を共有してもらいました。若手医師・興味を持ってく
れた看護師・薬剤師・栄養士・PSW・心理士などなど，今ま
でで 20 名以上に行ってもらったのではないかと思います。

　その中で入院プログラムのコンセプトを，楽しい雰囲気で，
最初は嫌々でも途中からは患者自身が希望して来てくれて，正
直に自身の気持ちを話せるプログラムにしようと共有していき
ました。そして，依存症治療が多様化してきていることを知り，
可能な限りいろいろな方法を試してもらい，退院後に「こうい
う治療なら続けてもいい」と言ってもらえるように，「浅くて
もいいので，広く，楽しく」を目指してのプログラム作りが開
始されました。

▶ プログラムの作成

　目指すものがぼんやりとできても，具体的にどのようにプロ
グラムを作り，どのように患者を集めていくかはまだ手探り状
態で，いくつかの課題がありました。

　①アディクションに興味や経験がないスタッフでも施行でき

なくてはいけない

②介入方法はスタッフが忙しい時でも継続できる程度の負担
　でなくてはいけない

③プログラムに出ることで患者に不利益があってはいけない

④プログラムで治療が終結するのではなく，治療を継続した
　くなるようにしなくてはいけない

⑤プログラム自体がスタッフへの教育効果を持っていること
　が望ましい

などなど挙げればきりがありません。このために私たちが考え
た方法は，「外から患者を呼び込まないこと」と「ワークブッ
ク化」でした。

▶ 外から呼び込まない

　まず「外から患者を呼び込まない」と明言することは，より
多くの患者に必要な医療を提供することと逆行する気もします
が，最初のやり方としてはうまくいったと感じています。前述
した通り，当院の内部でも「依存症」に対するイメージは最悪
でした。問題を起こす，面倒，治療意欲がない，病院のイメー
ジが……，などなど。これらの患者を新たに集めるとしたら，
医師・看護師・薬剤師その他いろいろな職種から，不安と心配
の声が上がったと思います。もしかしたら，スタッフの予期不
安からプログラム自体日の目を見ることがなかったのではない
かと思います。

　そこで私たちは「外からは呼びません。今すでに措置や併存
障害でまぎれて入院してしまっているトラブルを起こしやすい

人たちをまとめて面倒みますよ！」と宣伝しました。新たに患者を増やす（外から呼び込む）となれば，メリットはあったとしてもデメリットも必ず発生し，反対意見も出るはずです。ただ「今いる患者への治療を手厚くする」という主張には反対意見を出しにくいのです。実際，入院中に（病棟から見て）問題（と思われる行動）を起こす患者の中には「どうせ何もしてくれないんだから！」と言う患者も少なくありません。その患者に対しては「少なくともプログラムはやっているじゃないか」と言えることはマイナスにはならないはずです。いざトラブルが起こった時には，関わっているスタッフが多ければ多いほど収束しやすくなります。

　この時点では自分たちのプログラムや介入がどの程度の効果を上げるか，自分たち自身でも半信半疑だったこともありました。つまり，もしかしたら週1回程度の介入では何も効果は生まれないかもしれない，それでもやらないよりはましだろう，やって悪いことはないだろう……。この程度のスタンスで提案していたのです。謙虚とも取れますが，実際に手探りで行っていたので，自信がなかったのも本音です。この「今いる患者しか対応しない」とする方針で他のスタッフの不安はなくなり，横やりが入ることもなくなり，実際に少人数を対象にゆっくりとプログラムを行えたことは，走りながら勉強していく立ち上げ期には非常によい方向に働いたと思っています。ただ，患者を増やさないと宣言していたことで，アディクション外来開設にあたっては時間がかかってしまいましたが……。

ワークブック化

「ワークブック化」も SMARPP を見た時にやりたいと感じたことでした。決して立派な本でなくてよいので，経験の有無，ファシリテーターの能力の差によらない最低限のレベルを保証し，プログラム以外の時間に患者に読んでもらえるようにと考えました。併存疾患があり，1回では理解しにくい人たちをターゲットにしていました。本来ならゆっくり何度も同じ内容を繰り返し取り扱えればよいのですが，病棟のマンパワー的にそれは不可能でした。また，全員がすべてに出席できるとも限りません。途中で退院になる人もいるでしょうし，プログラムをすべて受け終わるまで退院しないとなるとスーパー救急病棟では基準の問題も出てきます。何より患者自身が「1回だったら出てもいい」「退院が延びないなら入院中は出てもいい」と言う人が多く，「途中で終わってもいいから一部だけでも聞いて行って」とするほうが現実的でした（実際に2016年8月の時点では，参加した184名のうちすべて参加したのは104名で，約半数はすべての会には出席せずに退院となっています）。であれば，プログラムは雰囲気だけを感じてもらい，あとは担当スタッフと一緒に見直せればよい，可能ならその時に一緒に見直すスタッフや患者家族にも勉強になるものがよいと考えてワークブック化を進めました。

自助グループへのつなぎも意識しました。DARC，依存症専門作業所の人たちにメッセージスタッフとして来てもらい，多くの患者だけでなく，スタッフ・学生にも聞いてもらいました。これは患者への影響を狙っただけではありません。

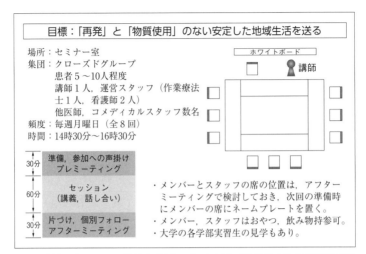

図4 当院で行っている入院患者用のプログラム「精神障害と物質使用の問題を併存する方のための認知行動療法プログラム」

当初は5〜10名程度として病棟にある集団療法室で行っていたが,脱法ハーブ(危険ドラッグ)氾濫期には15名以上が参加することも多く,部屋に入りきらずにスタッフが退席することもあった。そのため,普段は職員用の講義などが行われる病棟外にあるセミナー室で行うこととした。現在は10〜15名程度が常に参加している

「依存症の治療をするためには回復者に会え」と言われましたが,病院の中にいて回復者に会うことは実際にはほとんどありません。依存症に興味がないスタッフが,AAやNAに自分の時間を使って行くことも期待薄です。そのため,病棟に回復者に来てもらい,仕事の一環としてスタッフにも聞いてもらうようにしました。この試みは予想以上に好評で,患者の倍の数のスタッフが聞いていたこともありました。スタッフの多くが回復者に出会って,患者の回復を信じられるようになれば,患

者への対応も変わりますし，それは患者自身によい影響を与えるはずです。

　また，「退院後にも自身の想いを伝えられるように」とスモールグループミーティング（SGM）の時間を取りました。当事者同士で話してもらい，よほど話がそれない限り，スタッフは介入せずに見守りました。自助グループほどではないにしろ，当事者同士の本音が聞ければよいという狙いもありました。

　「飲酒や薬を断ったことなんてないから，誘われたら断れない。断れる人はどうやって断っているの？」と患者から質問された経験から，実際に誘われた場面を想定してみる SST（Social Skills Training）も取り入れました。こうして週に1回，全8回，祝日があっても，解毒治療中や急性期症状が激しくて出席できない時期があっても，3ヵ月以内の入院中に一通り終わるプログラム「併存性障害治療プログラム[24]」（正式名称は，「精神障害と物質使用の問題を併存する方のための認知行動療法プログラム」）（図4，5）が誕生しました。

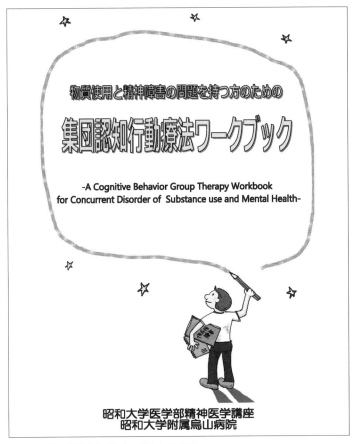

図5a 併存性障害治療プログラムの表紙
全8回中3回をSMARPPから抜粋。併存性障害が多いことを踏まえて，内服薬の必要性についての回を作り，断酒補助薬・抗酒剤などだけでなく，向精神薬一般についても説明している。メッセージ（回復者の話）を2回入れることで患者に回復者のイメージをつけてもらうこととスタッフが患者の回復に希望を持てるように意識した。最近は当院のプログラム卒業生がメッセージスタッフとして来院し，当時のスタッフとの再会を喜んだ。他にSGM，SSTを含めて患者もスタッフも飽きないように工夫している。参加印欄を作り，すべて出席すると賞状を授与するようにした（後述）

78

Ⅰ．このプログラムについて

このプログラムは、薬物・アルコールについて話し合う勉強会です。

退院後の生活が安定したものになるように、スタッフや仲間と共に勉強しましょう。

期間は、下記のスケジュールで全8回です。できるだけ最後まで参加しましょう。

Ⅱ．スケジュール

回	講義	内容	参加印
1	疾患と治療	・なぜアルコールや薬物が問題なのか？ ・併存性障害とその治療の必要性について	
2	引き金と欲求	・あなたの周りにある引き金について ・あなたの中にある引き金について	
3	服薬の必要性 処方薬の自己管理	・精神障害に対する服薬の必要性について ・処方された薬の自己管理の方法について	
4	アルコール依存症リハビリ施設 メッセージ	・自助グループについて ・メッセージ形式でリカバリーからの体験談を聴く	
5	薬物依存症回復支援施設 メッセージ	・自助グループについて ・メッセージ形式でリカバリーからの体験談を聴く	
6	スモールグループミーティング（SGM）	・1回〜5回までの振り返りを中心としたディスカッション ・自己のアルコール・薬物問題についてなど	
7	ソーシャルスキルトレーニング （SST）	＜テーマ＞アルコール・薬物を使っていたときの仲間に夕方道端で会った時に、誘いをどう断るか？	
8	ストレスマネージメントと 生活スケジュール	・ストレスの解消法を考えてみよう ・これからの生活スケジュールを立ててみよう	

Ⅲ．プログラム参加のルール

①皆に悪い影響があるような言動は慎みましょう。

②場の雰囲気をみださないようにしましょう。

③他人の意見を批判するようなことはせず、自分以外の参加者の意見も尊重してください。

④病院やスタッフへの要求を出す場所ではないのでご配慮ください。

⑤原則として毎回出席です。最後までがんばりましょう。

⑥原則として途中退室はできません。御用の際は、ご遠慮なくスタッフにお声をおかけください。

Ⅳ．退院後の目標

図5b　併存性障害治療プログラムの1ページ目

Column 6

依存症の通所施設から
——連携の必要性——

加藤みお子
(アディクションリハビリテーションセンター「すとぉりぃ」／施設長)

アディクションリハビリテーションセンター「すとぉりぃ」は，依存物質を使わずに，人間性の回復を目指すことを目標としています。支援者として何ができるかということを念頭に置いて，関係機関（行政機関から保健師，ケースワーカー，訪問看護師，ヘルパーなど）の協力を得つつ活動しています。

烏山病院とのつながりとしては，退院前のカンファレンスから，通所後の定期的なカンファレンス開催を通して様々な相談をしています。

それぞれの関係機関の役割として，「すとぉりぃ」では日中の訓練を通して支援を行っています。「すとぉりぃ」を離れた部分では訪問看護やヘルパーの人たちが，部屋の中の状態や酒瓶の散らかり，体調や服薬の管理などを通して生活全般をつかんでいます。依存物質を手放すことができずにスリップを繰り返す，服薬管理がうまくできないなど，課題は山積しています。そのため，関係機関が定期的に連絡を取り，烏山病院の協力を得ながらケースカンファレンスを開き，問題をフィードバックして社会生活を取り戻していくように支援を行っています。

入院患者の退院の時は，院内で医療関係者，行政機関の関係者が集まり，ケースカンファレンスを開きます。本人の状態や生活レベルのアセスメントなどを元に計画を策定します。何ができて何ができないかを明確に

して，それぞれの専門性を活かし，役割分担を決めて連携を図ります。

　烏山病院を中心にして関係機関が連携することは，課題の統一性を図ることができ，支援者側が孤立せずに，当人のニーズに合った支援が可能になります。また，関係者が顔を合わせてカンファレンスを開くことにより，関係者同士の信頼関係ができ，何か問題が生じた時にも的確に相談しやすい環境が構築されます。烏山病院のカンファレンスは，出席者がみな同等の立場で話し合いが行われ，お互いを尊重し合う関係であることが大きな特徴です。このことは，ネットワークの根幹をなしており，「すとぉりぃ」の支援活動の大きな支えとなっています。

　烏山病院のプログラムの一つとして，入院患者へのメッセージがあります。「すとぉりぃ」にとっても大切なプログラムで

す。現在「すとぉりぃ」へ通所している利用者が，入院患者へ自分の現状や今までの経験をありのままに話していきます。かなり勇気の必要なことですが，メッセージを伝えることで自分自身の振り返りを行うことができます。烏山病院の医療従事者の人たちも，この体験談を一緒に聞いて，みんなが安心して話すことができる環境を提供してもらっています。

　近年，このような医療機関を交えたケースカンファレンスを定期的に開催することが難しくなってきています。依存症と統合失調症などの重複障害のケースが増えている状況や，依存症者の高齢化問題への対応など，依存症者の回復のためのネットワーク体制の構築は，ますます重要性を増していくと考えます。今後も連携を図りながら支援の環境を深めていきたいと思います。

Column 7

なりたて精神科医の
アディクション治療参加

小野英里子

（昭和大学附属烏山病院／精神科医師3年目）

2016年4月，私は晴れて2年間の初期臨床研修を終え，精神科医として働き始めました。あまり勉強熱心な研修医ではなかったため，精神科医療については右も左もわからず，なんだかいつも不安で一杯でした。そんな状態でしたから，アディクション問題や治療についても何の知識も持ち合わせておらず，医療者ではない一般の人たちと同程度の認識しかありません。つまり，「お酒をやめられなくて生活が破綻するなんて，意思が弱いからだろうなぁ」と考えており，アディクションを疾患として捉えてはいませんでした。

そんな私がアディクション治療に参加するようになったのは，

精神科での最初のオーベン（直属の上級医）がこの本の筆者である常岡医師だったからです。当時，常岡医師は入院患者用の併存障害治療プログラムに毎回必ず参加しており，2016年6月からは外来患者向けのSMARPPにも欠かさず参加していました。従って，私も必然的に週2回は常岡医師の後について，これらのプログラムに同席することになったのです。

参加し始めたばかりの頃はアディクション治療に特に興味もなかったため，治療者の立場というよりも完全に「見学者」の気持ちだったように思います。毎回毎回，ぼんやりと講義内容を眺めたり，参加者の意見を聞いたり，なんとなく義務的に参

加していました。

　その気持ちが変わり始めたのは，参加を開始して１ヵ月程度が経った頃でしょうか。毎回参加することで，個々の参加者の日々の生活や考え方などが少しずつわかるようになってきた頃です。ある人は「寂しくて孤独を感じる時にお酒を飲んでしまう」と述べ，また別の人は「つらくてもうやめたいと思っているのにやめられず，いつも泣きながら飲んでいた」と述べており，それぞれの参加者が様々な葛藤の中で飲酒に至っていることや，本人がやめたいと強く思っているのにどうしてもやめられないケースが多く存在することを知りました。そのことに気づいてからは，プログラムでのディスカッションにも興味を持って耳を傾けるようになり，「苦悩の中にいる患者の力になりたい」という気持ちが少しずつ芽生えてきたように思います。その頃には自然と「アディクションは疾患であり，やめられない病気なのだ」と考えるようになっていました。

　また，当時は病棟での担当患者にもアディクション問題を抱えている人が多くいました。彼らの大部分は，「本人は問題意識を持っていないが，家族が困り果てて入院を希望し，医療保護入院となっている」ケースでした。しかし，このように強制的に治療が開始された人たちでも，数ヵ月間にわたり強制的にプログラムに参加すると，次第に参加への拒否感を示さなくなり，多くは退院後もプログラムに継続的に参加するようになっています。その流れを見ていた私は，アディクションに対する強制的な治療開始について何の疑問も感じませんでした。

　このように，精神科医になるや否やアディクション治療に携わる機会を得ていた私は，アディクションを他の疾患と区別した特別な分野とは考えていませんでした。しかし，精神科医になってしばらくすると，これまでアディクション治療は専門病院に任される傾向にあったことや「底つき体験」をしてから自らの意思で治療を開始しないと無意味だと思われていたことなどを知り，大変驚きました。アディクションを他の精神疾患と

わざわざ隔てて考えることにも疑問を感じますし，多くのアディクション患者がこれまで救われずに苦しみ続けていたであろうことを思うと胸が痛みます。

アディクション問題を持つ人の多くは，アディクションに至る前に何らかの精神的苦痛を抱えている場合が多いと感じます。個々によって苦しみの原因は違いますが，例えば統合失調症やうつ病など他の精神疾患，家族関係や人間関係構築の不得意さ，虐待を受けた過去などです。アディクション問題を持つ人は，酔っぱらって怒る，暴力をふるう，飲酒をするために嘘をつく，といった逸脱行動が目立つために，家族や周囲の人だけではなく，医療者すらも本人の抱えている苦悩に目を向けられていないことが多いのではないでしょうか。

アディクション治療に参加する前，私に欠けていた視点はそこなのだと思います。なんとなく，「だらしがなく，娯楽としてお酒を飲んでいたら，やめられ

なくなった」のだと認識しており，「苦しみから逃れるためにアディクション物質に傾倒していた」との考えには至っていませんでした。それは私だけではなく，まだアディクション治療に参加したことのない多くの人が同じような考えなのでしょう。

アディクションの治療は「アディクション物質の再使用防止」だけではなく，そもそも本人が抱えている苦悩にも寄り添って取り組んでいくことが重要です。そのことに多くの人たちが気づくためには，まずは実践が一番有効だと思います。当院では，2017年4月より院内の若手医師全員が交代でプログラムに参加する方針となり，個々の医師のアディクション治療に対する認識も徐々に変わってきています。

今後，私のように考えを改め，アディクションに苦しむ人たちの力になれる医療者が1人でも増えていくよう，一つでも多くの施設でアディクション治療が始まることを願います。

第 5 章

入院プログラムを開始して

▶ 　印象に残った患者たち

　最初のプログラムは，亜急性期病棟に入院中の 3 名の患者を
対象に開始しました。3 名とも入院期間も長く，関係性もでき
ていたため，プログラムに誘うと快く参加してくれました。こ
れはプログラムの内容よりも"主治医・担当 PSW・担当看護
師が一緒に入るのであれば"という印象でした。少ない人数で，
しかも自分たちがもともとよく関わり信頼関係ができている患
者が中心だったこともあり，プログラムは大きな問題はなく進
んでいきました。

　多職種で運営していたこともあり，大学自体のチーム医療の
実践の現場として，医・歯・薬・看護・作業療法・心理などの
多くの学生が見学して，「薬物について当事者の話を初めて聞
いた」「患者同士がアドバイスしているのがよかった」「依存症
患者に対するイメージが変わった」などの感想をそれぞれの教
育担当に話してくれるため，徐々に院内での知名度も上がって
いきました。開始初期にこのプログラムに参加してくれて印象
に残った患者を何人か紹介します。なお，プライバシー保護の

ため，一部改変を加えています。

最初の参加者

　Aさんは60代男性で，最初にプログラムに参加した3人のうちの1人です。20代の頃から飲酒時には毎回暴行事件になって刑務所に入るということを繰り返していました。40代に入り，留置所で被害妄想が指摘され，統合失調症の診断で措置入院歴もありましたが，飲酒について指摘されたことはなかったそうです。内服もしたくないと言い，退院するとまた飲酒・怠薬となり，再入院や警察のお世話になることを繰り返していました。入院中は非常に穏やかで，妄想の表出もありませんでした。プログラムではお酒の失敗について振り返り，「そういえば，警察のお世話になるのは飲酒時だった気がする。飲まなければ警察に行かなくて済むのかな〜」と語りました。

　入院前のエピソードが本人以外からは聞けなかったこともあり，統合失調症は誤診でアルコール性精神病だったのだろうと考え，抗精神病薬を減薬したところ，ある晩突然，「担当看護師が自分を襲ってくるからやられる前にやらなくては」とナースステーション前の廊下を助走してプログラムに一緒に出ている担当看護師に飛び蹴りをしました。抗精神病薬の量を元に戻したところ，妄想も消え，普段の穏やかなAさんに戻ったのですが，一緒にプログラムに出て信頼していた看護師への暴力には，スタッフ側よりも本人がショックを受けたようで，「もう○○さんにあんなことしたくないから薬も飲むし，酒もやめる。そういえばお酒を飲み始めると毎回，病院には行かなくなった

し，薬も飲まなかった」と言ってくれました。

　退院後から体力的な問題で家の近くの病院に転医するまでの間の5年近く，1時間半以上かけて当院に通院し，その間は怠薬・飲酒・幻覚妄想の再燃や警察のお世話になることは一度もありませんでした。外来での主治医は途中で私からほかの医師へ変わっていましたが，たまに会うと元気に挨拶してくれて，「あの時（飛び蹴り）のことは忘れてよ〜」と人懐っこく話してくれました。最後の通院時には「○○さんによろしく伝えておいて」と言って転医していきました。

▶ 併存障害を診てくれる病院がない

　Bさんは40代男性です。飲酒しての自傷行為から救急搬送され，その後，当院に転院してきました。当初はアルコール依存とそれに伴う抑うつ状態として入院してきましたが，よくよく話を聞くと，飲酒前から気分の波が激しく，気分の波を飲酒で（自分としては）コントロールしてきたと話し，家族も同様の内容を話したことから双極性障害とアルコール依存症の合併例と診断しました。

　気分安定薬は著効し，プログラムにも参加しました。「飲酒は気分の波と不眠への対処だった」「薬物療法でそれらが改善されれば飲酒する必要はないから大丈夫」と語りました。家族の受け入れもよく，早期の退院を目指しましたが，当院は遠方であったために自宅近くで通える病院を探しました。そこで，本人・家族，そして私たちも予想しなかった自体に陥りました。

　退院後にクリニックの医師と相性が合わずに受診が切れてし

まったら困るという妻の希望で，入院中から再度受診できることを電話で確認した上で，紹介状を持って自宅近くのアルコール依存を専門とするクリニックを受診しました。しかし，そのクリニックでは「診断が双極性障害だから診ることができない」と言われ，別の関連クリニックを紹介されました。仕方なくそちらに行くと「アルコール依存は診ることができないから，元のクリニックに戻るように」と言われ，本人は「たらいまわしにされた。二度と行かない」と言いました。個人的には「本人の気持ちはもっともだ」と感じましたし，両者を合併している人は多いはずなのにどうすればよいのだろうと頭を抱えました。結局，しばらく当院の外来に通った後に，自宅の近くで双極性障害とアルコール依存の両方を診てくれるクリニックを探して転医していきましたが，依存症と一般精神科の溝を強く感じた経験でした。

▶ 「依存症」ではないけど断酒

　Ｃさんは 30 代男性です。10 代から違法薬物やアルコールを使って幻覚妄想状態になることはありましたが，自然と治るために家族も病院には連れて行きませんでした。徐々に妄想からの行動化が増え，ついに被害妄想から暴れてしまい，警察が介入して措置入院となりました。統合失調症と薬剤性精神病の 2 つを考えて，両方のプログラムに出てもらったのですが，なぜか自身は「統合失調症ではあるが，薬剤性精神病や依存症ではない」という強い思いを持っていました。一方で，「統合失調症だとしても薬物やアルコールは病状に悪いからやめてほしい」

との説明にはすんなりと同意し，「依存症じゃないかもしれないけど，やめなきゃいけないという意味においては，プログラムの参加者は仲間だから一緒に勉強して」という説明には理解を示しました。

退院後，外来に通って薬物療法を続けながらアルバイトを開始し，責任ある立場にもつきましたが，新しい仕事をしたいとの希望で3年で退職しました。その後，新しい仕事が見つからず，生活が乱れて飲酒・怠薬から再入院となりました。再入院では「一生断酒とは思わないけど，お酒が自分に悪いことはわかったし，周りが心配するのもわかる」と語り，退院後は「就労するまでのつなぎ」とは言いながらも依存症専門の作業所に通っています。「依存症」とラベリングする意味があるのだろうかと考えさせられました。

▶ よくも悪くも予想外

Dさんは60代男性です。双極性障害として入院しましたが，しっかり病歴を聴取すると飲酒の問題が表面化する前には気分の波はなく，アルコール性精神病と診断しました。入院するとすぐに精神状態は落ち着き，穏やかな性格で周囲からも人気がある人で，プログラムでもユーモアを交えて積極的に話してくれました。しかし，外出のたびに飲酒を繰り返し，最後のチャンスと外泊した時には飲酒しながら煙草を吸ってボヤ騒ぎを起こし，同居している息子からは「絶対に退院させるな！」と三下り半を突きつけられました。本人が「どうしても退院したいから息子とカンファレンスを開いてほしい」と希望し，今まで

拒否していた抗酒剤についてプログラムのワークブックを使いながら自分で息子に説明し，「息子の前で毎朝この薬を飲むので退院させてほしい」と訴えました。

結局息子が根負けして退院としましたが，1ヵ月も経たずに再飲酒から転倒，身体科に救急搬送されました。当院に転院となり，もう自宅退院は無理だと援助者の誰もが思いましたが，息子が「同居はせずに自分のお金で独居するなら好きにしてくれ」と言い，今度は独居を考えることとなりました。独居は生活面からも再飲酒のリスクの面からも難しいだろうと思いながら，プログラムには参加してもらっていました。

しばらくすると，プログラムに来てくれているメッセージスタッフが通う依存症専門作業所の見学を本人が希望しました。作業所への通所で本人の中で大きな変化があったようで，作業所への外出を繰り返しても飲酒せず，退院後も現在に至るまで再入院せずに作業所と当院外来へ通い続けています。彼が退院から3年後に初めてメッセージスタッフとしてプログラムに参加してくれた時は，「どんな状態からでも回復する可能性はあるのだな〜」と感動しました。

▶ プログラムはいつから始めるか

「なるべく多くの患者に，なるべく多くのプログラム機会を」と考えていたので，隔離拘束が必要な患者にもプログラムの間だけは隔離拘束を解除して参加してもらいました。

Eさんは50代女性です。双極性障害で，気分が高くなると

行きつけのバーに行き，生活保護を受けているにもかかわらず，その場にいる人全員にお酒をおごって生活が立ち行かなくなることを繰り返していました。当院のかかりつけでしたが，気分が高くなると浪費・他者とのトラブル・逸脱行動が認められ，医療保護入院となりました。

入院後も気分・衝動性は高く，大声を出したり，他者とのトラブルを起こすことなどから隔離を行っていましたが，プログラムにはスタッフも多く参加していることからプログラム中だけは隔離を解除して参加してもらいました。当初は刺激になるのではないかと反対するスタッフもいましたが，結果的には拘禁反応の予防にもなったように思います。「お菓子が食べられるから」と楽しみにしてくれる一方で，プログラムの内容については「私には関係ないし興味もない」と繰り返し言っていました。プログラムが彼女の今後のためにどの程度役立ったかは不明ですが，隔離中の患者であってもスタッフが多ければプログラムに参加できるという実績を作ることができたことは，その後，より多くの患者により早い段階でプログラムの参加を勧めていく上で大きな意味がありました。

退院後も時々飲酒はありましたが，飲酒する時は自分の調子が悪い時という認識は持っており，外来では以前よりも早い段階で相談してくれるようになりました。

▶ 何度も参加してもらう

亜急性期病棟および慢性期病棟がある当院の特徴を活かして，長期間の入院中に延々とプログラムに出席してもらった人もい

ます。

　Fさんは50代男性でアルコール依存症の人です。入院する1年前までは仕事をしていましたが，飲酒時のトラブルで仕事を辞め，地元に戻ったものの仕事がなく，朝から飲酒して倒れてしまうことを繰り返していました。それまでも飲酒でのトラブルは多かったようですが，依存症と指摘されたり，医療機関を勧められることはなかったようです。唯一本人が信頼する保健師が本人を連れて当院へ来院し，入院となりました。

　当初は「薬物ならともかく，なぜ飲酒を云々言われなくてはいけないのだ」と怒り，主治医に迫ってくることもありましたが，プログラムには出続けてくれました。プログラム中も当初は「ためになりました」などと言うだけの表面的な対応に終始していましたが，プログラム内での人間関係が構築できたこともあり，周りに引っ張られるように少しずつですがスタッフの話にも耳を傾けてくれるようになりました。

　入院当初は1時間前に話したことも忘れてしまい，なぜ入院になったのかについて何度も説明が必要で，主治医の名前も覚えられませんでしたが，徐々に記憶力も回復してきました。「退院後は地元に帰る。そうでなければ退院しなくていい」と頑なでしたが，やがて「地元には援助機能がなくて不安」というスタッフの気持ちを受け入れて，「まずは」という但し書きつきで更生施設に退院し，メッセージスタッフが来てくれているアディクション専門作業所に通所しながら当院外来に通院しています。退院まで約1年，プログラムも5巡以上参加していました。依存症に対して長い目で見ていくことが成功につながる

経験をスタッフ全員で共有できました。

▶ ファシリテーターもやってもらう

　長期参加してもらった人の中には，ファシリテーターを務めてもらった人もいます。

　Gさんは50代女性で，40代で離婚してからうつ病と診断され，治療を受けていました。ある日，飲酒後に自殺企図して措置入院となりました。入院後，抑うつ気分は目立ちませんでしたが，脳萎縮に伴う記憶障害は著しく進んでいました。同居する両親からは離婚前後からの大量飲酒があったことが聴取できました。本人に聞いても「記憶がしっかりしていないので覚えていない」「お酒は飲んでいたが，そこまでひどいかな〜」とはっきりした答えは得られませんでした。ごまかしている，否認しているというよりも本当に忘れているという印象で，プログラムに参加してもらいました。

　集団の中に入るのは苦手と言い，さらに毎回必ずプログラムの時間を忘れていて，出席するモチベーションは全くありませんでしたが，勧められると拒否なく参加してくれました。1巡終わっても全く内容は覚えておらず，「プログラムって私も出るんでしたっけ？」という発言も聞かれました。一時外出で自宅に戻ると，親が目を離した瞬間に再飲酒し，両親の激怒と共に帰院することを繰り返し，両親からは「しばらく戻ってこないように」と言われてしまいました。亜急性期病棟，慢性期病棟と移動しながらプログラムも5巡，6巡と受けている間に少

しずつプログラムに対する記憶や意識も変わってきました。特にメッセージの会では，来てくれるボランティアスタッフのことを覚えていて，内容もわずかですが話せるようになりました。

　本人の自己効力感を高めるために，プログラムのファシリテーターをスタッフが横について本人にやってもらったり，あえてプレミーティングに一緒に参加してもらったりと，本人が主体的に考えられるように工夫しました。最終的には両親も「病院がそこまで言うなら」と独居での退院を許可してくれました。退院後，外来に来ないために電話をすると「だって外来は火曜日でしょ？　あれ今日が火曜日でしたっけ？」といったこともありましたが，移動支援を導入して何とか外来と外来プログラム（SMARPP）のために来院を続け，今では自身で曜日管理をしながら外来通院を続けられるようになりました。

▶ やめたい意思は皆無

　入院当初はプログラムに抵抗を示した人も少なくありません。

　Hさんは60代女性のアルコール依存症の患者です。50代の頃から家族からみて飲酒での失敗が増えましたが，本人の楽しみだからとそのまま様子を見ていたそうです。60代になって連続飲酒となり，生活も破綻，大好きだった孫と会うときも飲酒をやめられず，「孫よりも酒が大事！」と叫びながら「酒をやめるぐらいなら殺してやる」と言って包丁を振り回して措置入院となりました。解毒後には措置入院は解除されましたが，退院後すぐに再飲酒が予測され，不安焦燥も強かったため，医療保

護入院として入院を継続し，プログラムに参加してきました。

　当初は落ち着きがなく，「多くの人の前で話すことは嫌」とのことで，名前だけ話して後は喋らなくてよいとしていましたが，10分も持たずに「もう顔出したからいいでしょう」と言って帰ってしまいました。それでも担当医がつきっきりで励ましながら「今日は15分まで座っていましょう」「今回は名前以外に病棟も言ってみましょう」と促して，少しずつ慣れてもらいました。ある日のメッセージの会では「こんなに大変な経験を話せることがすごいと思う。私には無理だけどお話しを聞かせてもらったのはよかった」と初めて60分間聞くことができ，スタッフも称賛しました。その後も時々途中退席することはありましたが，徐々に60分間参加できることが増え，最後は自分からも発言できるようになりました。家族に対してプログラム内容や褒められたことを嬉しそうに話す姿を見て，家族も安心し，退院していきました。退院後は家の近くの依存症専門クリニックに通院しています。

▶ 失敗した体験

　もちろんうまくいった例ばかりではありません。泣きそうになったり，自分たちの力のなさを痛感させられたこともたくさんあります。

　Ｉさんは50代男性です。アディクション専門クリニックから，記憶障害が著しくデイケアなどへの参加が難しくなったために入院加療を勧められ，兄に連れられて解毒と保護目的で来

院しました。併存障害がなく依存症だけの初めての患者で，併存障害ばかりの当院プログラムに合うかどうかはかなり心配でしたが，「せっかくだから入院中にできることは全部やってほしい」という兄の意向でプログラムに参加してもらいました。

　もともとの学歴も高く，プログラムでの感想にもスタッフも知らない慣用句を使いながらみんなが唸る話をするのですが，プログラム後に振り返りをしようとすると全く覚えていないのです。当然，なぜ入院になったかも覚えておらず，遅延再生（無関係の単語を3個覚えてもらい，一度違う刺激を与えた後にもう一度単語を思い出してもらう検査。3点満点）も0点です。それでも半年ほどすると少しだけ認知機能が改善し，兄の強い希望もあって移動支援や訪問看護，保健師の訪問など，つけられる限りの社会資源をつけて退院してもらいました。

　退院後も当院に通ってもらいましたが，1人ではどこにも買い物に行けないくらいの認知機能であったのに，なぜか日本酒を手に入れて飲んでいて自宅で倒れているところを発見され，再入院となりました。再度のプログラムへのトライも考えましたが，本人・家族共に自宅退院を望まず，長期入院できる病院に転院となりました。

　Jさんは30代女性です。摂食障害を合併し，アルコール専門病院で多数の入院歴があるアルコール依存症の患者でした。プログラムの成功例を多く経験していた時であったので，不安もありながら，自宅から近いという理由で初診で来院した当院で入院加療を行いました。過去の他の病院でも離院退院が多かった過去があり，当院でもプログラムには乗ってくれるのですが，

外出のたびに離院，再飲酒，母親や家族が強引に再度受診させる，ということを繰り返しました。「再飲酒しても離院しても最終的につながっていられることを評価する」というスタンスでプログラムを続けていきましたが，最終的には離院から退院となりました。

外来には来てくれるのですが，外来で待っている間も飲酒がやめられず，待ち時間にコンビニでお酒を買って酔って診察室に入ることも多くありました。最後は，低栄養でしっかりと歩くこともできず，外来に来るたびに痣が増え，主治医としては「お願いだから一時的でもいいからどこかに保護されてくれ」と泣きたくなりました。最終的には「烏山病院は閉鎖病棟なので嫌だけど，開放病棟ならもう一度入院してもよい」と納得し，自身で探してきたアルコール専門病院へ入院となりました。

▶ 危険ドラッグ

危険ドラッグ全盛期にはその使用障害も多く，措置入院や原因不明の精神障害の中に含まれてきました。

Kさんは40代男性です。家族環境は複雑であり，中学校卒業後から自立して生活をしていた人で，生活歴も病歴も本人からしか聴取できませんでした。突然駅で暴れたとのことで措置入院となりました。入院後数日は幻覚妄想状態でしたが，すぐに落ち着き，本人が薬物使用を否定したため，急性一過性精神病性障害と診断されていました。退院後に住む自宅がなく，生活保護を申請する必要があることなどから入院生活が長引いてい

た時に，本人から「実は脱法ハーブを使っただけなんですよ」と話してくれました。当初は「もう使わないからいいだろう」と言っていましたが，プログラムには参加してくれました。当時はプログラム参加者の約半分が脱法ハーブだったことも関係しているかもしれません。最後には「脱法ハーブに頼らざるを得なかった精神状態が問題だった。相談することが必要とは考えられなかったし，そういう生き方をしてきたので急には変えられないが変えていきたい」と話してくれました。

　退院後，当院デイケアに通所して多くの仲間を引っ張りました。当時アディクションに対して不安感の強かった当院デイケアが，現在ではアディクションも受け入れてくれるようになったのは，Kさんという回復者を目の前で見たことも関係していると思っています。仕事を再開し，正社員となって残業も多くこなすようになりましたが，現在も何かあった時に相談する場所を取っておきたいと2〜3ヵ月に一度の受診を継続してくれています。

▶ プログラム参加者の背景

　このようなプログラムを始めてどのような効果があったのか。2011年1月〜2017年12月までに240名が参加してくれました（表4）。依存対象物はアルコールが180名で約75%，違法薬物（脱法ハーブも含む）が54名，処方薬が13名，ギャンブルが2名でした（合併者は両者にカウント）。平均入院日数は134.6日でした。約半数の115名は90日以内に退院しており，スーパー救急病棟に入院し，スーパー救急病棟から退院した人（以下，スー

第5章　入院プログラムを開始して　　99

表4　プログラム参加者の背景

	スーパー救急群 n = 77	その他 n = 163	全体 n = 240	p 値
平均日数	68.5 日	165.6 日	134.6 日	< 0.05
併存診断あり	50 人	109 人	159 人（66%）	0.82
入院形態				
措置	13 人	38 人	51 人（21%）	
医保	50 人	65 人	115 人（48%）	
任意	14 人	60 人	74 人（31%）	< 0.05
対象物質				
アルコール	50 人	130 人	180 人（75%）	
薬物	45 人	9 人	54 人（23%）	
処方薬	7 人	6 人	13 人 （5%）	
ギャンブル		2 人	2 人 （1%）	< 0.05

スーパー救急群とその他に分けている。スーパー救急群には薬物が多く，その他群にはアルコールが多い。当院の開放病棟にアルコール依存が入ることが多いのも一因だろう。措置・医療保護入院などの非自発的入院が多い点も特徴である

パー救急群）も77名いましたが，1年近くにわたって入院している人も数人いたため，平均日数が上がっています。

　物質関連障害のみしか診断がつかない人が81名に過ぎず，159名には従診断として他の内因性疾患（うつ病や統合失調症など）が合併していたり，主診断が他の疾患であったりする特徴がありました。また，薬物の多くがスーパー救急群であり，短期間の退院中にプログラムに参加していること，アルコール依存はスーパー救急から後方病棟に移動する，もしくは最初からスーパー救急病棟以外の病棟に入院する人が多く見られました。これは，アルコール患者のほうが薬物依存患者よりも入院時からアルコールの問題について話しやすいため，長期の入院

が予測しやすいことや保護室などを使用する率が低いことを意味しているのかもしれません。入院時の入院形態は措置入院51名，医療保護入院115名，任意入院74名で半分以上は非自発的な入院でした。

▶ プログラムを受けなかった人との比較

スタッフがかなり強くプログラムを勧めても，最終的には本人が拒否してしまえば強制的に受けさせることはできません。また，プログラムを勧める基準も主治医や担当スタッフによって様々です。従って，どのような人がプログラムにつながりやすく，どのような人がつながりにくいのかも知っておく必要があります。

平成27年度の当院入院患者で退院サマリーにアディクション問題が記載されていた人のうち，もともとの当院かかりつけ患者を除いた72名について，プログラムに参加した人36名と参加せずに退院した人36名に分けて比較してみました（表5）。すると，若い女性で不参加率が高く，年を取った男性で参加率が高いことがわかりました。また，主診断別から見ると（表6），F1圏では参加率は高いものの不参加者も5名いました。これらは解毒入院患者と措置解除後，本人・家族が治療を希望せずにそのまま退院となった患者と思われます。また，F6圏ではプログラムに参加している人がおらず，今後の課題となっています。

入院日数が参加群のほうが長くなっていますが，これはいくつか原因が考えられます。1つ目は解毒入院や措置解除後にす

第5章　入院プログラムを開始して　101

表5　プログラム参加者と不参加者の比較

	参加	不参加	p 値
対象者数	36 人	36 人	
入院日数	164 日	78.5 日	< 0.05
年齢	51.9 歳	41 歳	< 0.05
性別			
男性	23 人	16 人	
女性	13 人	20 人	0.09
入院形態			
任意	12 人	7 人	
医保	14 人	19 人	
措置	10 人	10 人	0.35

入院日数については，長いから参加しやすいのか，参加すると長くなってしまうのかを検討する必要がある。年齢をみると若い女性が参加していない傾向がある。入院形態では差がなかった

表6　参加者と不参加者の主診断

主診断	参加	不参加	p 値
F 1	25	5	
F 2	3	5	
F 3	4	11	
F 4	1	5	
F 6	0	6	< 0.05
それ以外	3	4	

F 1 が主診断の患者でも不参加者が5名いるが，これは当初から解毒入院の予定であったり，措置入院後，本人・家族の意向で入院継続が困難であった患者だと思われる。F 6圏は全員不参加であった

ぐ退院している人が不参加群の平均日数を短くしていること，2つ目にはプログラムに参加することで今後について多面的に考えるようになるため，また最後までプログラムに参加したいとする人が入院日数を長くしていることです。

もう一つ感覚として感じるのは，治療意欲のない人にプログラムに参加してもらうにはある程度の期間をかけて援助者と本人が信頼関係を築いていく必要があるのではないかと思っています。非自発的入院下で併存障害も持つ人たちは「有用だから行く」のではなく「信頼するスタッフが勧めてくれる／一緒に参加しているから行く」人のほうが多いように思うのです。そうすると，現時点で参加していない人たちとはどうやって信頼関係を構築していくかが問題なのかもしれません。現時点では，プログラムを拒否する人たちも時間をかけて人間関係を構築した上で「一緒に出よう」と誘うことで，参加してもらえる可能性が上がるかもしれません。

▶ プログラムのスタッフへの影響

　「一般精神科病院でも最低限のアディクション治療を行うべきである」と言うと，多くの病院から「当院にはアディクションを診る／看るスタッフがいないから難しい」との声を聞きました。また，「アディクション患者に対してどうしても忌避感情を持ってしまう」との意見もありました。

　そこで，当院の看護師に対して普段アディクション患者に接する病棟と接しにくい病棟でアンケートを行ったところ，接している部署ほど「違法薬物は司法ではなく医療で対応するべきだ」と答えました（図6）[25]。また，精神科歴5年までの医師に J-DDPPQ：the Japanese version of the Drug and Drug Problems Perception Questionnaire[26] を行ったところ，プログラム参加が多い場合の点数が高く，薬物問題患者に対しての

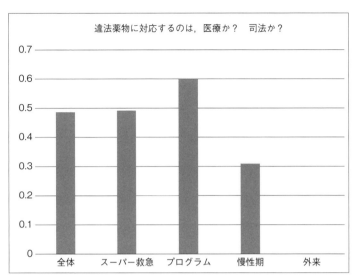

図6 担当病棟における看護師の意識調査（違法薬物について医療で対応すると答えた割合）
プログラムを1病棟のみで施行していた時期に調査した。プログラム施行病棟では違法薬物患者を医療モデルで対応するべきと考える看護師が6割いる反面、ほとんど薬物依存患者をみない慢性期では7割、外来では全員が司法モデルで対応するべきだと回答した

態度がポジティブとなりました[27]。

このことから、「アディクション患者に対しての忌避感情はアディクション患者と接していないから」と考えて、2017年4月より当院で研修する若手医師全員の持ち回りで、プログラムを一度見学した後にファシリテーターをやってもらうこととしました。最初は「自信がない」「薬物を使いたいって言われたら、なんて答えてよいかわからない」と不安を口にしていましたが、施行後は「普段見る姿と違う姿を見ることができた」「参加して楽しかった」と肯定的な意見が多く見られましたし、

約 1 年後に行った J-DDPPQ の点数は前向きに変化していました。

　これは，「スタッフのアディクション治療の知識や意欲がないから介入プログラムを始められない」のではなく，「介入プログラムを開始すればスタッフのアディクション治療の知識や意欲はついてくる」ということを示しているのかと思います。

Column 8

燃えつきないアディクション治療

根本ありす

（昭和大学附属烏山病院／臨床心理士）

　病院臨床の中で，心理士たちは多くの患者と出会い，多くの悩みを目の当たりにし，日々患者とタッグを組んで問題解決に奮闘しています。その中でも，アディクションの問題はあらゆるところに潜んでいます。患者自身が自覚して「困っているんです」と言ってくれる場合もあれば，３年も面接している人に，ふと「ところでお酒を飲むほうでしたっけ？」と聞くと「えぇ！かなり好きです」と笑顔で答えられ，実はそこにうまく生活できない一因があったことに気づいて，お互いにびっくりするということも多くありました。また，薬物やギャンブルでは，自覚があってもなかなか医療者には話せないという患者が多いこ

とも事実です。

　そういったアディクション問題を共有してからも，なかなかの手強い否認と抵抗があり，一歩進んでは二歩下がる治療にやきもきする日々を送りました。スリップしてしまう患者に対しては無力感を感じ，自分のほうが燃え尽き症候群のような状態に陥ることもありました。

　そんな折に，常岡医師からアディクション治療プログラムのチームへのお誘いがあり，"これは何か新しい治療の可能性があるかもしれないな"という期待感を持ちました。テキストの作成とプログラムの実施のために，「動機づけ面接」や「SMARPP」の研修に行き，新しい治療指針も確認できました。まずは，底

つき体験を待たずに介入する大切さを知ることとなります。諸先生方の「底つきを待っていたら，気づくころには死んじゃうよ！」という言葉も印象的でした。

　さて，実際にアディクションのプログラムを開始すると，入院のプログラムでも外来のプログラムでも多種多様な患者が参加してくれました。アディクションの問題だけの患者ではなく，統合失調症や感情障害，人格障害やうつ病といった疾患を並存した患者も多く，プログラムのメンバーの顔ぶれはなかなかバラエティ豊かになっていました。しかし，作成したワークブックを読み合わせて，テーマがアディクションの話題になると，みんなが「うんうん」と感慨深そうにうなずき，ともに眉間にしわを寄せ，ともに笑い合うことができました。そこには疾患の差はなく，不思議な連帯感があり，口の重い統合失調症の患者にも心の動きが見られました。
　中でもアルコール性の認知症の患者はアルコール問題の先輩として，アルコールによって記憶が全く保持できなくなった患者はテキストの読み合わせの度に毎回新鮮な驚きと発見を語ってくれるなど，それぞれが役割を持ってプログラムを活性化させてくれていました。こういったプログラムでは，医療者側はちょっとした司会の役割を果たすだけで十分でした。治療者側が「お酒って怖いですね！」と言うのと，アルコール性の認知症の患者が「お酒って怖いよ！」と言うのでは，全く説得力が違います。お互いにピアサポート的な関わりでプログラムが成り立ち，治療者側も「治療しなければ」という気概を持たなくてもプログラムは成熟していきました。そういった意味では，アディクション治療に不慣れなスタッフも司会を担当することが可能で，病院スタッフみんなでアディクション治療に関わることができました。患者たちも，気兼ねなくアディクションのことを話題にし，ときには依存している物質がいかに魅惑的に語りかけてくるのかを正直に話せる雰囲気も漂っていました。
　この「正直に話す」ということは，カウンセリングの治療だ

けでは難しかった側面でもあり，どうしても治療者の前でよい報告をしたい患者でも，このプログラムに参加した後には，カウンセリングで「昨日飲んじゃったんですよね」と話してくれるようになっていきました。

私自身にも変化がありました。カウンセリングを初めて行う患者には，早めの段階で何らかのアディクションの問題がないかどうかを確認するようになりました。すると，問題の深刻な人からプレアルコホリックの人まで，なんと多いことでしょう。私自身17年も病院臨床に携わっていますが，自分がいかにアディクションの問題に疎かったかを思い知らされました。戦地の最前線にいながら全く伏兵に気がつかないようなものです。自分の中でも，アディクションの話はどこか無意識的に対岸の火

事のように感じていたところがあったのだと思います（そして今までの患者たちの治療のタイムロスを申し訳なくも思っている次第です）。

また，患者の「飲んじゃったんですよね」という言葉を聞いても全くがっかりすることがなくなりました。むしろ「言えるようになってよかったね！」と余裕を持って答えられるようになりました。そういう面では，臨床活動の中での燃え尽き症候群や無力感とは縁遠くなったように思います。さらに，この過程で学んだ動機づけ面接は，アディクションの患者以外に両価性のある患者に対しても大いに役に立っているのです。

こうして振り返ってみるとアディクション治療プログラムをやって，よいことばかりだったなぁとしみじみ感じている次第です。

第 6 章

開始後の紆余曲折

　私たちのプログラムは，手探りの中で有志が集まって始めた
ため，当初から不完全であり，施行しながら変更していくこと
を前提としていました。そのため，プログラム後には毎回 15
分から 30 分の振り返りを行い，月に 1 度はミーティングの時
間を取っていました。その中で，多くの点が変更されていきま
した。

▶ 対象患者を全病棟へ

　当初，プログラムはスーパー救急病棟の後方病棟である亜急
性期病棟で行っていました。これは，再入院を繰り返す患者や
アディクションにも問題があって入院が長引く患者は亜急性期
病棟に集まること，有志が亜急性期病棟に集まっていたこと，
統合失調症の疾病教育を行っていたことなどの土壌があり，急
性期では精神症状が落ち着いていない患者が入るとプログラム
の進行が大変になるのではないかと考えたことなどの理由から
でした。実際にプログラムを行ってみると，せっかくプログラ
ムがあるにも関わらず，多くの患者がスーパー救急病棟からア

ディクション問題に介入されないまま退院していくことに驚きました。スーパー救急病棟の主治医に確認すると、患者自身が慣れてきた病棟からの転棟に抵抗があること、対象患者を全員転棟させては自宅退院率などの問題でスーパー救急病棟の基準を落としてしまうことなどを説明されました。

　また、亜急性期病棟のみに絞っていると、プログラムの対象者が6〜7人の時もあれば2〜3人になってしまうこともあり、安定しませんでした。やはり、ある程度の人数がいたほうが集団療法は盛り上がりますし、治療効果も高いように感じます。

　その問題に直面した時に私たちが経験したのが、前章で紹介したEさんでした。精神症状から隔離せざるを得ない状態でも、プログラム時のみ隔離解除してスタッフと共にプログラムを受けることは、刺激となる面よりも拘禁反応の予防や患者との信頼関係構築に役立っているように思えました。そうすると、「精神症状が安定して転棟して」からプログラムに参加してもらうよりも、「プログラムに参加することを通して精神症状を安定させる」ことが可能なのではないかと思い始めました。

　そもそも併存障害は内因性疾患とアディクション問題の両方を持つ障害ですが、これらは両方を同時に治療開始することが望ましいとされています。内因性疾患が落ち着いてからアディクションに介入するよりも、内因性疾患の調子が悪い時から介入して一緒に考えることは信頼関係構築にも意味があると思います。とは言っても、初対面のまだ精神症状が落ち着いていない患者への対応に最初は自信もなく、初回のみ各病棟からスタッフが付き添ってくれることを条件に亜急性期病棟まで来てもらって、プログラムに参加してもらいました。当然、参加人

数が増えてくるため，亜急性期病棟内では部屋の広さが足りなくなり，病棟外のセミナー室で行うようになりました。

▶ 有志から病棟業務，病棟業務から病院業務へ

　当初は有志で作ったプログラムでしたが，対象を全病棟として行い，参加人数も増えたことで数名の有志のみで継続していくことは難しくなりました。また，見学に来たスタッフの感想からプログラムにはスタッフへの教育効果があることが予測されました。当時，統合失調症のプログラムの担当を有志から病棟スタッフに変更したところ，退院後の治療継続率や再入院率によい変化があった[28]ことから，「より多くのスタッフが司会や運営に関わってくれたほうがスタッフの普段の対応の質が上がることを通して患者の予後に寄与するのでは？」と考えるようになりました。

　そこで2015年からは，亜急性期病棟の全スタッフで行うようになりました。当初は，「自分はアディクションなんてわからない」「集団をどう扱えばよいかわからない」「心理教育なんて習っていない」「希望しない患者に行っても意味がない」などの意見も出てきましたが，「看護業務」の中の当然の仕事として行っているうちに，いつか病棟の当たり前の仕事の一つになっていきました。

　2017年からはさらに対象を広げて，当院の非指定医と全病棟の看護師でシフトを組んでプログラムの司会を行うようになりました。多くのスタッフに関わってもらうために一人ひとりのプログラムに関わる時間は減ってしまいましたが，常に同じ

作業療法士がプログラムをまとめ，司会者が困った際には適切に助言を与えることで，患者にも司会を行うスタッフにも安心感を与えていると思います。また，当院で研修した若い医師やスタッフに，「アディクション治療やプログラムは特殊なものではなく，当たり前の治療の一つである」と感じてもらうことにも役立っていると思います。

▶ 物質依存のみでなく行動嗜癖も

有志で作ったプログラムを開始してしばらく経ってから，統合失調症で入院中の20代の女性が「自身はSEX依存なのでプログラムに参加したい」と希望しました。幻聴や被害的になってつらいことがあると出会い系サイトで異性を求めてしまい，一緒にいるときだけ一過性につらさを忘れられ，次の日にはかえってつらくなるがやめられない，自分でもなんとかしたい，というものでした。

主治医からも「可能なら参加してほしい」との意向があり，チーム内で議論が行われました。「この行動はアディクションでなく，自傷行為なのではないか？」「物質用に作られたプログラムがどこまで行動嗜癖に有効かわからない」「場の雰囲気を乱すのではないか」などの慎重な意見も出ましたが，「自傷行為もやめたくてもやめられないならアディクションに包括できるのでは」「アルコールと薬物は全く違うという病院もあるが，ここでは一緒に行ってうまくいっている。物質と行動も一緒に行っても案外うまくいくかもしれない」「もっと場の雰囲気を乱している人はたくさんいるではないか」などの意見も出

て議論は続きましたが，最終的には「他に彼女に提供できるプログラムも治療法も持ち合わせていない」との理由から「物質用であり，あなたには合わないところもあるかもしれない」と説明した上で参加してもらいました。また，本人も「SEX依存ではなく，人依存として参加したい」と話し，「人依存」と自己紹介していました。

　正直なところ，プログラムの内容自体がどの程度彼女に役立ったのかはわからないのですが，少なくとも「やめたくてもやめられない」ことで苦しんでいる人と交流できたことは彼女の孤独感を軽減し，病院への信頼感は増したように思います。本人なりに「勉強になった」「苦しんでいるのが自分だけじゃないと思えた」「出会い系に連絡する前にワークブックをみるようにする」と話して退院し，現在も外来に通院してくれています。

　この経験から私たちは，「プログラムにはその具体的な内容だけでなく，その場を共有することで得られるメリットもあるのではないか」「少なくとも行動嗜癖の人が一緒にいてもプログラムへの悪影響はない」と判断して，その後もギャンブル依存，性依存，水中毒などの人も少人数ではありますが参加してもらうようになりました。

▶ アディクションのスクリーニング

　プログラムを全病棟対象としましたが，プログラムの情報を患者に伝えてくれるか，参加を勧めてくれるかは各主治医に任されていました。担当 PSW が主治医にアディクション問題の

介入について勧めても，「依存症ではないから」「今回の入院は飲酒・薬物ではないから」「この程度で送っては迷惑」「本人のやる気がないから」「僕より飲酒量少ないから(笑)」などの理由で勧めてもらえないことも多くありました。何度もプログラムの意図を説明し，60分座っていてくれればすべて適応であることは伝えていましたが，染みついた「依存症治療は本人が希望したら」という考えは変えられませんでした。また，「そもそも患者からアディクションについて聞いていない」という例も少なくありませんでした。

　そこで，入院した全患者にアルコールと薬物に関するスクリーニングの書類（図7）を作成して入院時に記載してもらい，介入が必要な可能性がある人にはプログラム担当者から主治医に働きかけるようにしました。その結果，「1回だけなのに出させてよいのか？」「本人はやめる気はないがよいか」などの主治医の考えを一つずつ確認しながら，患者に勧めてもらうことができました。この紙を用意してから参加者は増えたように思います。

▶ 賞状・お菓子・拍手・自己紹介での頑張ったこと

　学会で他院の発表を聞いたり，患者自身の意見を聞いたりしていろいろな変更を行っていきました。成瀬暢也先生のご褒美療法（できなかった点を怒るのではなく，参加できたことなどを褒めて，賞状など目に見える形で伝えていく）のお話から，全8回のプログラムに出た人には院長の印鑑の入った賞状を全員の前で渡すことにしました（図8）。「要らない」という人も

第6章 開始後の紆余曲折 115

```
              〈連絡票〉

                        重度アルコール依存症
                        入院医療管理加算

                   入院日    年   月    日

                   担当医


      下記のいずれかに〇をお願いします。


      1)アルコール摂取状況について

      ① 大量(連続)飲酒
      ② 常習飲酒(週に    回程度)
      ③ 機会飲酒(月に    回程度)または全く呑まない
      ④ 聴取してない


      2)薬物使用状況について

      ① 現在使用中(使用物質名:              )
      ② 使用歴あり(使用物質名:              )
      ③ 使用歴なし
      ④ 聴取してない


      3)病名

      統合失調症 躁うつ病 うつ病 認知症 発達障害
      不安障害 人格障害 物質使用障害
      その他   (                    )



      記載が終わりましたら、医事係までお回しください。
```

図7 スクリーニングシート
入院時に病歴をとる際に確認できるよう全患者に対して医師もしくは
看護師が記載するようにお願いしている。医事課で回収し，飲酒・薬
物の問題がありそうなものに関してはプログラムの会議メンバーから
プログラムへの参加の是非を主治医に聞いて回った

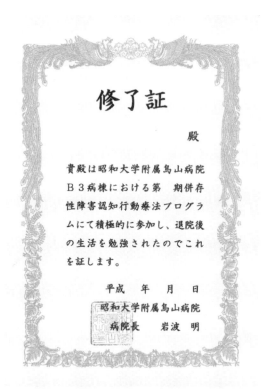

図8 修了証
プログラムにすべて参加した人に，参加者全員の前で手渡していた．退院後も大事に取っておいてくれている人も多かった．また，家族に嬉しそうに報告する人もいた

いましたが，中には，主治医から退院は許可されたものの，賞状が欲しいのですべて出てから退院するという人もいましたし，退院後しばらくしてから聞くと「大事に取っておいてある」「家族に渡した」という人が多くいました．何より，みんなで仲間を祝福する場面自体が治療的であると思いました．

プログラムを15時から16時の時間で行ったところ，「おやつの時間に関わるから嫌だ」という人がいました。なるべくリラックスして気楽に来てもらうためにお菓子やジュースを持ち込み可としていましたが，途中からはスタッフ側でお茶とお菓子を用意して歓迎の意思を示すようにしています。

「プログラムで発言した後に，拍手をもらえるとよい」との参加者の言葉から，どんな内容でも話したことに対して拍手をするようになりました。最初は違和感を覚えましたが，慣れてくると拍手がないと物足りない気分となり，他の会議などでもつい拍手をしてしまいそうになります。

プログラムでは最初に自己紹介をしていましたが，「せっかくの機会だから，頑張ったことや大きな変化があった時にみんなに話したいが，他の人は名前だけしか言っていないので，話しにくい」との意見があって，全員に「1週間に起こった変化や頑張ったこと」を話してもらうことにしました。もちろん「何もありません」と話す人も多いのですが，中には処遇・環境・家族と久しぶりに面会した感想や自助グループ見学の感想などを話してくれる人もおり，プログラム後に話すきっかけになっているようでした。

入院中から夜寝る前に1日を振り返ってカレンダーに再使用した日は赤，使おうとしたが踏みとどまれた日は黄色，使用したいと思わなかった日は緑など，再使用をレコードしてもらう癖づけも行うようになりました（図9）。

上記以外にも，小さな変更をいくつも繰り返していきました。

	平成**29**年 **2月** (西暦2017年)					
日	月	火	水	木	金	土
			1 ●	2 ●	3 ●	4 ●
5 ◠	6	7	8	9	10	11 建国記念の日
12	13	14	15	16	17	18
19	20	21	22	23	24	25
26	27	28				

● = 不使用　◯ = 欲求　● = 使用

図 9　カレンダーとシール
退院時に癖づいているように，入院時から毎日寝る前か，朝起きた時にシールを貼るようにお願いした。使用した際には可能なら使用量も書いてもらうよう説明したが，中には家族に見られた時に困ると，本人にのみわかる略語で記載している人も多かった

▶ ## 自分がチームを離脱

　このように楽しくプログラムを行っていましたが，2013 年に私は 1 年間の休みをもらって，夢だった世界旅行に旅立ちました。世界旅行の話もいろいろと書きたいのですが，主旨がずれてしまうのでまた別の機会に。

　ただ，ボリビアで精神科病院を見学した時は驚きでした。ボリビアでは入院患者で最も多い精神疾患は物質使用障害であり，他の気分障害などと同じ病院で加療が行われていました。プログラムもほぼ毎日あり，自助グループからのメッセージがあっ

たり，ミーティングがあったりと私がやりたいと思っていた内因性疾患も物質使用障害も同様に扱うという治療が行われているように思えました。しかし，私の英語力を介してですし，私が見学したのは2病院だけなので，ボリビア全土でそうなのかはわかりません。それでも，「ボリビアでできているのだから日本でもできるのではないか？」との思いを強くしました。また，現地の精神科医から「精神的に追い詰められている精神疾患患者を3人部屋などで入院させているのは本当に心苦しい。彼らには1人で落ち着ける時間が必要なのはわかっている。でも，お金がなくてどうしようもないんだ」と説明されたのが衝撃的でした。日本では6人部屋や8人部屋もあることを説明すると，天を仰いでいました。

　私が1年間旅をしている間，プログラムも退院後外来に通院していたアディクション患者も，後輩のA医師にお願いしていました。プログラム自体が「専門家でなくても継続できる」ことを一つの目標としてきたので，その結果を見る機会でもありました。結果としては，A医師を中心に，残ったメンバーが奮闘してくれて，私が戻ってきたときにはアルコール使用障害とうつ病の合併に特化した介入ワークブックまでできていました。

　今は開業されているA医師ですが，当時のことを振り返って，「当時精神科医として4年目でしたが，依存症患者をまとまって診たことがなく，唯一1年目で受け持ったことのあるアルコール依存症の患者が退院後すぐに再飲酒してしまい，その後外来にうまくつながらず治療に乗っていけなかったというエピソードがあり，経験が浅いことに加えて苦手意識が無意識にあるの

か，変な力が入って構えてしまう自分を自覚し，不安を感じていたのを覚えています。その中で1年という短い間でも診察を続けられる機会があったことで，ドロップアウトや否認，プログラムでの回復者からの言葉，また自分の患者が今度は回復者の立場として話している姿などを見て，アディクションという経過がわずかでも見られたこと，また"酒を飲んでも薬物を使っても，まず外来などの医療につながっているだけでも違う"という教わっていたことがより実感でき，自分なりのアディクションの見方ができてきたことで変な構えや不安が大きく減っていったことが，今でもとても貴重な財産となっています」と話してくれました。

▶ アルコールプライマリーケアパック[29]

　私がいない間にA医師やPSW，作業療法士，心理士，看護師などが中心になって，うつ病とアルコール問題を合併する人へのワークブックを作成してくれていました。合同で行うプログラムに参加しながら，それだけでは足りない部分を補う形でスタッフが1対1で別のワークブックを利用して勉強していきました。療養病棟という当院唯一の開放病棟で行うことが想定されていて，現在でも続いています。「アルコール問題」「アルコール依存」というと抵抗のある患者に対して，「うつ病」や「予防」を前面に出すことで受け入れられやすくなるように工夫されています。中には「集団でのプログラムは絶対に出ないが，個別ならやってもよい」という患者もいます。もちろん集団ならではのメリットは享受できなくなりますが，それでも何

もしないよりは，個別で知識を身につけ，"何かあったら病院に駆け込もう"と思ってもらえるだけでも大きな違いがあると思います。

このように院内でも様々なアプローチが試みられていますが，おそらくは"これが最高"というものはないのだと思います。患者によってそれぞれ合う／合わないがあり，なるべく多くの選択肢を提示できることが大事なのだろうと思います。その意味では，すべての病院が同じ方向を目指す必要はなく，多様なアディクションに対して多様なアプローチがあってよいのかと思います。

Column 9

スーパー救急病棟において
アディクション治療の導入を経験して

横山佐知子

（昭和大学附属烏山病院／中堅精神科医師）

「僕のモットーはね，来た患者さんはどんな疾患であっても，選り好みしないで逃げずに自分で治療するっていうこと」

これは，私の恩師が指導後まもなく伝えてくれた言葉です。その時は，摂食障害の非常に難しい患者を担当しており，恩師は言葉通り，専門的なプログラムなどない環境でも超多忙なスケジュールの合間を縫って，じっくりと真摯に彼女に向き合って治療していました。そんな恩師のようになりたいと思って，日々研修に励んでいたはずなのですが……。

研修のローテーションでその恩師のもとを離れ，違う病棟・違う病院を回り，日々の仕事に忙殺されていく中で，いつしか固定観念というものができあがり，治療の対象の幅が逆に狭くなった側面もあったかもしれません。精神科救急病棟の配属になると，行政の救急ルートや措置入院でアディクション関連の患者も入院してきました。そういった患者に対しては解毒や病的体験などの急性期症状の治療を行った後，依存の根本にアプローチするには依存の専門施設で専門プログラムが必要なのでしかるべき施設に紹介する，という治療の流れができていました。「餅は餅屋」なのだと，最初のうちは特段疑問にも思わず，その方針に従っていました。

しかし「餅屋」の数はかなり限られており，患者の自宅から

遠かったり，混雑して予約が取れないなどの現実がありました。また，急性期治療を終えるまでの一定期間の中で「喉元すぎれば熱さを忘れる」とばかりに，患者本人の危機意識も薄れ，「専門外来」の敷居が高く感じられて否認を助長させてしまい，前述のハード面の問題と合わさって専門施設にうまくつながらないケースもみられました。救急ルートで入院してくる患者の家族には，それまでなかなか医療につながらず疲労困憊している人もいましたが，そういった家族に対して「根本的なアプローチは他施設で」と伝える際には心苦しい思いもしました。

精神科治療の入り口である救急病棟でも依存症に対して何かできることはないかというモヤモヤした気持ちはあるものの，限られた入院期間・人手の中でのアプローチ法がわからずにいました。

人事の巡り合わせで，烏山病院のスーパー救急病棟において常岡医師のもとで勤務する機会を得られました。同院には常岡医師が多職種と立ち上げた依存症プログラムがあり，一定の成果を上げていたため，依存症関連の患者が入院してきても前述のような無力感はしばらくは感じずにすんでいました。一方で，当該プログラムには出席の強制力はなく，患者本人が体調不良などの理由をつけて参加を拒否することも可能なため，否認が強すぎる場合などはプログラムを紹介しても欠席が続くということもあり，ふたたび壁にぶつかることになりました。

そんな中，常岡医師よりLIFE-miniを紹介されました。これは埼玉県立精神医療センターが薬物依存症再発予防のためのLIFEプログラム（全36回）をもとに，全5回のすぐに取り組めるワークブックにまとめたものです。この分量ならば多忙な救急病棟のなかでも取り組むことができるため，早速否認の強い覚せい剤依存の患者と共に個室でワークブックを実践しました。すると，担当医自ら時間を確保して共にワークブックに向き合うというスタンスが合っていたのか，プログラムなどに対して全く関心を示さなかった患者が，ワークブックにはまじめに目を通し

てくれました。ワークブックが進むにつれて振り返りや表出も徐々に増えていき，DARC のスタッフとの面談に応じたり，LIFE-mini 終了後には自ら改めて院内プログラムに参加することを希望するに至りました。この人は最終的にはDARC施設に入寮し，自助グループミーティングにも積極的に参加し，外来通院にもつながっています。

「依存症の患者は，生きづらさを抱えており，他者に頼ることが苦手な故に依存物質・行為に解決策を求める」という依存症の信頼障害仮説が，先日の学会でも取り上げられていました。患者の被受容感や信頼感を上げていくことが治療に必要であるということも強調されていまし

た。信頼関係構築が苦手で生きづらくなっている患者に対し，「根本的な治療はここではなく他施設で」と医療者がただ伝えるだけでは，患者の被受容感構築に逆行することになりかねません。限られた範囲であっても，治療者自ら患者と依存症の問題に向き合うことが，被受容感・信頼感の向上に大きく寄与することになるのではないでしょうか。精神科治療の入り口であるスーパー救急病棟で，担当医自ら依存症治療の入り口を開くことができた場合，予後は大きく変わりうると考えます。

ようやく，漫然と胸の中にあった「モヤモヤ」が解消されたようにも感じます。恩師には程遠くとも，半歩程度は前進できたのでしょうか？

第6章 開始後の紆余曲折 125

Column 10

特効「薬」がないアディクション治療における薬剤師の可能性

中村純子

（駒木野病院／薬剤師）

　常岡医師から「君は前職の精神科でアディクションやってなかったんでしょ？　でも，実際にやってみて抵抗あった？　今，アディクションの本を書いていて，この本を読んだ人がアディクション治療についてやってみようと思えるものにしたいから協力してほしい」と，やや小汚いものの味は絶品の居酒屋で，酒を飲みながら誘われました。アディクションの中でもアルコールに関しては苦労や悩み，つらい経験を持っていたため，引き受けました。

　この本を読む薬剤師のみなさんに，私が「アディクション治療に取り組む精神科病院の薬剤師」という狭い領域にいるのではなく，地域にいる薬剤師が書

いたと少しでも思ってもらえるよう私自身の経歴を少し紹介したいと思います。都心の総合病院でDPC（診断群分類包括評価）対応の精神科（入院は任意入院のみ，開放病棟）という全国でも類稀な入院環境の病棟を担当した後に，大学附属の精神科病院，民間の精神科病院で勤務しつつ，10年以上にわたり消化器内科クリニック門前の調剤薬局で恩師の手伝いをしています。病院と調剤薬局の両方を経験している薬剤師が書いたと思っていただければ幸いです。

　アディクションを専門とする医師がいない状況では，患者や家族が来ても「専門医療機関に相談してください」という決ま

り文句が必ずと言ってもいいほど出てきます。また，アディクションは精神科の中でも特殊領域で，一般精神科では治療できないと言われて門前払いを受けたと相談されたことは，誰しも少なからず経験があるのではないかと思います。

過去に私が勤めていた総合病院でもアディクション患者はいましたが，休息入院は受けるがアディクションに対する専門的な治療は専門医療機関を紹介するという対応をしていました。入院するアディクション患者の多くはアルコールが依存物質であり，「アルコールなしでも大丈夫」「調子いい」「睡眠がとれる」と言って退院していった患者たちがすぐにスリップしていることや時に突然死したことを知り，入院して得たものは何もなかったのかと愕然としていたことを覚えています。

また，身体科を担当する先輩薬剤師からも「だから依存症には特効薬がないし，治らないの！」と言われたこともあり，「依存症の真の治療ゴールは何だろう？」「薬剤師ができることはないの？」と悩むこともあ

りました。調剤薬局でも飲食店店主がアルコール依存症で飲酒をやめられずに営業できなくなったケースや，飲酒をやめられず酩酊状態で転倒し，骨折や顔面外傷して経口摂取できずに，ウェルニッケ脳症状態で自立歩行困難になっても，依存症の存在を患者本人も家族も認めず，治療の一歩を踏み出せないというケースの相談に頭を抱えてしまうこともありました。

そんな時に，常岡医師からアディクション関係の学会の学術大会に行こうと誘われ，いろいろ情報を吸収するぞと参加したところ，学会会場には薬剤師が全くいませんでした。講演やポスター発表では「地域でアディクション患者のサポートを」といろいろなスライドに多職種と書かれているのに，文面やイラストには薬剤師や調剤薬局がない！　薬剤師という職種の存在感のなさに驚いた経験でした。もしかするとアディクション治療に薬剤師は不要なのかと思い，一緒に働く医師やコメディカルに聞くと「関わる人が多いのは大事。不要じゃないでしょ」と

言われ，別の医療機関に勤める医師からは「薬剤師って薬剤師という職業観念にとらわれすぎ。まずは，患者に接する医療スタッフの一人であることを忘れてない？」と指摘を受けて腑に落ちました。

　患者と接する際は治療薬についてサポートするだけの薬剤師ではなく，まずは関わる医療スタッフの一人として接して，その中で薬に関連するところは薬の専門家として介入していくという，今まで当然に行っていたことをそのままアディクション患者にも行っていけばよい，特別な構えは不要だったと再認識しました。時に患者はスリップするし，時にそれを隠すこともあります。それでも突き放さず，医療機関に継続的につながっていることやスリップしたことを話してくれたことをまずは評価することが大事であると，身をもって経験しました。

　現在，アルコール依存症には嫌酒薬2種類と飲酒欲求・衝動をコントロールする薬が治療薬として使用され，今後日本で認可がおりるであろう治療薬があ

りますが，どれも完治する特効薬ではありません。そして，どのアディクションに対しても特効薬は存在しません。アディクションの治療としては，様々な人たちが継続した関わりを持つことで患者を孤立させない状況を維持することが大事と言われています。

　平成29年度の厚生労働省のデータ30)より薬局店舗数は約5万8千店，同年12月の日本フランチャイズチェーン協会のデータ31)よりコンビニエンスストア店舗数は約5万5千店であり，つまり日本にはコンビニよりも薬局が多く点在していることになります。街にあふれている薬局にいる我々薬剤師が，アディクション患者にも医療の担い手として何かしらの形で関わりを持つことは，アディクション治療やサポートを受ける場のさらなる拡大につながる可能性を秘めていると思いませんか？

　継続的な関わりがなければ，当然ラポール（相互信頼）の形成もできません。アディクション患者とラポールがつくれなければ，学会で見たあのスライドに今後も薬剤師や薬局の姿が載

ることはないでしょうけれども，私は薬剤師にはそれができると思っています。

　最後に，私の祖父は専門医療機関での診断はなされていませんが，アルコール依存症だったと思われます。甲信越地方の専業農家で，私が覚えている祖父の姿はいつも飲酒をしていました。方言なのか，飲酒による呂律不良なのか区別できませんが，何を話しているかよくわからず，まともな会話はほぼしたことがありません。そんな祖父が70歳代で食が細くなり，かかりつけの田舎の町医者から「お酒をやめれば100歳くらいまで長生きできるのに」と言われたと母から聞いたときは，あの祖父が飲酒をやめるのは無理だし，何を根拠に100歳……と思ったことを覚えています。しかし，祖父はそれから飲酒を一切やめ，93歳で敗血症になるも無事回復し，100歳まであと数年となりました。飲酒を継続していれば，確実にこんなに長生きはできなかったでしょう。

　母は「田舎だからかかりつけ医の一言はすごいね」と感心しており，祖父の意志の強さもありますが，医師とのラポールの形成ができていた結果が現在に至ったのであろうと思っています。祖父の100歳のお祝いでは，まずかかりつけ医に有言実行できたと感謝を伝え，祝杯はやはりお酒以外であげるべきかを相談しようと思います。

第 7 章

専門外来開始

▶ プログラム参加後の転帰

プログラム作成当初は，退院後は他院の専門外来への受診を念頭においていました。当院ではアディクションに対する外来でのプログラムもノウハウもなかったことや，統合失調症やうつ病が中心の外来では本人たちが孤立感を感じてしまうのではないかと考えたことが理由でした。そもそもアディクション治療は退院後も治療を継続する必要があり，プログラム自体も非自発的入院時にアディクションが病気であることや退院後もいろいろな治療法があることを知ってもらい，退院後も本人の希望に沿う治療につながってもらうことを目的としていました。そのため，一つの治療法を深めることを諦めて"浅くても広く"と，ミーティング，SST，ワークブック形式，メッセージと詰め込みました。

ところが前述のBさん(第5章参照)のように，アディクションと内因性疾患を合併していると診てもらえる病院が少ないこと，Fさん（第5章参照）のように当院に長く入院し，その入院生活での人間関係が治療上も有効であろう人たちが出てきま

表7　当院でプログラムを受けた患者の転帰

退院後外来（人）	
当院	84
専門外来	29
他院	32
前医	17
外来なし	2
合計	164

退院後，約半数が当院外来を希望され，当初想定していたアディクション専門外来へつながった患者は約2割であった。これはアディクション以外に統合失調症や気分障害などを併発している患者が多かったことも関与している。他院は前医・アディクション専門病院ではない病院のみを指している。当院の関連病院もここでは他院に含めている

した。患者自身が当院での受診を希望しているのに受診できないのは間違っている気がします。そのため，当院への通院を希望する人には希望通りに通院してもらうことにしたところ，約半数が当院外来への通院を希望してくれました。表7は後述する外来プログラム開始前のデータなので，外来プログラム開始後はより多くの患者が当院外来通院を希望してくれました。

　信頼関係を築いた患者から「通いたい」と言ってもらえるのは，主治医としては非常に嬉しいことで，専門のプログラムやノウハウなどないまま一般外来の中で統合失調症やうつ病の患者と一緒に長い待ち時間を待ってもらって自分の外来に通ってもらった人も予想以上に多くなりました。もちろん自助グループやアディクション専門作業所，DARCなどを勧めはしましたが，実際には当院の外来だけにしかつながっていない患者も多く，とにかく関係が切れないようにすることだけを心掛けました。

第7章　専門外来開始　131

表8　退院後，当院に通院した患者の予後

予後	人数（%）
継続	58（71.6%）
転医	11
中断	8（9.9%）*
長期・身体科入院	4
合計	81

全体で継続率は7割であるが，この中には当院へ短期間の再入院を経て再び外来治療を受けている患者も含む。転医は主治医から紹介状をもらった患者のみカウントし，紹介状なく外来に来なくなった患者は中断にカウントした。また，2016年6月から当院では外来プログラムを開始しているが，この調査はプログラム開始を跨いで調査している。また，ここでは外来受診が不定期の患者，再使用によって外来時に再入院になっている患者も継続群でカウントしており，薬物依存者*には原因不明で死亡した1名を含めている

プログラム参加後の当院外来通院患者の予後

「関係が切れないように」と言っても外来の待ち時間はどんどん膨らみ，やはり途切れてしまう患者も多くいました。確かに，"自分はもう大丈夫"と思っている人が，大丈夫であることを確認してリマインドするためだけに何時間も待たされる外来に通うのは，なかなか難しいでしょう。

そこで，2011年のプログラム開始から2016年9月までに本プログラムに一度でも参加したことのある181名のうち，退院後当院外来通院を希望した84名（実数81名）についてその後の経過を調べてみました。すると，退院後1年での中断率は10%程度と，当初予測しているよりも低い数字でした（表8）。退院後2年を経過した患者58名を対象にしても中断率は11%とほぼ同様の数字でした（表9）。ただ，これは外来を不定期に来院する

表9　退院後，当院通院を希望した患者の2年後予後

予後	人数（％）
継続	37（63.8%）
転医	12
中断	6（10.8%）*
長期・身体科入院	3
合計	58

中断には原因不明で死亡した1名を含めている。6割以上が2年間経ってからも治療を継続していた

人や再入院してから再度外来治療に移った人も継続としています。そのため，他の病院のデータと比べることはできないのですが，「何があってもつながっていてくれればよい。極端な話，本当に困ったときに泣きつける場所として認識してくれていればよい」と思っていた私としては非常にありがたい数字でした。当院での治療を中断してしまった10％の人たちもどこかの医療機関につながっていてもらいたいと思っています。

　この中で，どのような人の継続率が高くて中断率が低いのかを知りたいと思い，いろいろと調べてみました。

▶ 強制入院下でも意味がある？

　全8回のプログラムにすべて参加した人と部分的な参加で退院となった人（表10），対象物質がアルコールか薬物か（表11），入院時の入院形態が任意入院か医療保護入院か（表12）などについて調べましたが，有意な差は出ませんでした。このことは，私にとっては衝撃的な事実でした。すべて参加しても部分的に

第7章 専門外来開始 133

表10 プログラム全出席と一部のみに出席で分けた表

予後	全出席人数（％）	部分出席人数（％）
継続	36（69.2%）	22（75.9%）
転医	8	3
中断	5（9.6%）	3（10.3%）*
長期・身体科入院	3	1
合計	52	29

両群で統計学的な有意差はなく，1回でもプログラムに出席した患者と全出席した患者で中断率，継続率は変わらなかった

表11 対象物質での比較

予後	アルコールのみの人数（％）	薬物の人数（％）
継続	40（69.0%）	18（78.3%）
転医	7	4
中断	8（13.8%）*	0
長期・身体科入院	3	1
合計	58	23

アルコールと薬物を併存する患者は薬物でカウントしている。対象者数が少ないために統計学上の有意差は出ていないが，薬物使用患者で退院後1年の間で中断していた患者はいなかった。薬物使用患者は医療機関等で過去に受け入れられた経験が少ない分，一度受け入れられたと感じれば治療を継続してくれやすいのかもしれない

しか参加しなくても差がないのであれば，1回だけでもよいのでとにかくプログラムに参加してもらうことが大きな意義を持つのかもしれません。アルコールと薬物を全く同じように対応していて予後に差がないのであれば，「アルコールは診るけど薬物は診ない」とする根拠は薄れてしまう気がします。また，あれだけ言われていた「強制的にアディクション治療を始めたところで意味がない」という主張は，ここでは完全に覆ってい

表12　入院形態による比較

予後	任意入院の人数（％）	強制入院の人数（％）
継続	21（70%）	37（72.5%）
転医	2	9
中断	4（13.3%）	4（7.8%）
長期・身体科入院	3	1
合計	30	51

強制群には医療保護入院と措置入院をカウントした。継続率はほぼ同様で強制群で転医が多く，任意入院群で中断が多いように見えるが統計学上の有意差はない。約6割が強制入院であることも当院のプログラムの特徴である。この結果からは自身が希望して治療プログラムが導入されても，強制入院下でプログラムが開始されても退院後の治療継続には関与せず，どのような状態であってもまずはプログラムに参加してもらうことが有用であることが示唆される

ます。もちろん様々な交絡因子がありますので，これだけをもって「アディクション治療は強制入院でよい」といえるとは思いませんが，少なくとも「強制入院下でもアディクションに介入することで，自由になった後も継続してつながり続けてくれる一群は確実にいる」といえるのではないでしょうか。

　一方で，アディクションの問題のみを抱える患者よりも併存障害を抱える患者の中断率が低いことがわかりました（表13）。これは当院のプログラムが最初から併存障害をターゲットにしていたこともあるかもしれませんが，それ以上に併存障害の患者は併存障害に対しての薬物療法が必要であり，その薬物療法継続のために通院の必要性を強く感じているのかもしれません。また，転医が少ないことからもそもそも診察に応じてくれる病院が少ないことも中断率が低いことに関与しているかもしれません。

第7章　専門外来開始　135

表13　併存障害の有無での比較

予後	F1（アディクション疾患）のみの人数（%）	併存障害の人数（%）
継続	21（56.8%）	37（84.1%）
転医	8	3
中断	5（13.5%）	3（6.8%）*
長期・身体科入院	3	1
合計	37	44

アディクションだけの患者よりも，一般に治療が難しいと言われている併存障害のほうが有意に治療継続率がよいという結果であった。内服薬などによって，受診によるメリットが本人にとってわかりやすいことが一因かもしれない。継続率という面からのみ見れば，併存障害は決して治療を難しくするだけではないことが示唆される

　これらの結果からは，「たとえ部分的であっても，スーパー救急病棟に入院中の限定的な時間であっても，対象物質に関係なくアディクションに介入することは退院後の治療継続に寄与すること」「内因性疾患を合併する患者のほうが治療継続率はよいこと」が示唆されます。

　一般に治療が難しいと言われている併存障害こそ一般精神科病院で診察していくべきですし，そのような患者の集まるスーパー救急病棟を持つ病院ではアディクション介入もセットで考えるべきだとの思いを強くしました。

▶ 専門外来開始に当たって

　少しずつ当院で併存障害のプログラムを行っていることが認知されてくると，プログラム目的で入院依頼をしてくるケース

が増えていきました。また，他院を退院してからも，「併存障害は診ることができないと言われたので……」と言って当院の外来受診を希望する人も増え，関連する問い合わせも増えていきました。1年間旅に出て充電していたこともあり，「外からは患者を集めない」という最初の約束を破棄して「患者を集めていきたい！」と思い，病院と掛け合いました。この時点では，病院やスタッフにプログラムが浸透し始めており，「依存症患者が増えると大変」「トラブルが増えるのでは」などの意見はほとんど聞かれず，基本は好きにやってよいとのことで了解をもらい，週1回金曜日の初診，週1回火曜日の再診での「アディクション専門外来」を銘打つことができました。

　その際に，外来の相談窓口担当者と議論になったのが，「どういう患者を対象にするか」というものでした。
　アルコール・薬物は状態に関わらずOKとするつもりでした。そもそもアディクションをSMARPPから勉強したので，違法薬物か合法薬物かで区別する意識自体が薄く，非自発的入院から治療につながった人をたくさん見てきたため，患者自身の治療意欲の有無にも無頓着でした。いまだに依存症治療の開始において，本人の意思を絶対視する理由はわかりません。
　「再使用は症状なので，今まさに使っていてもやめたい気持ちがあるなら構わない。いや，やめたい気持ちはなくても"どうしようか考えてみたい"という程度でも来てほしい。"やめる気はないけど知識がほしい""今の状態を知りたい"という人にも情報提供しておけば，いつか何かの役に立つかもしれない。"今よりうまく酒や薬物を使いたい"とやめる気がまった

第7章　専門外来開始　　137

くなくても"変わりたい"にカウントできるのではないか，そもそも本人が問い合わせてきている時点で対象になるし，他の人が問い合わせてきたとしても来てくれるのなら対象になるだろう」と考えるようになり，結局アルコール・薬物関係で問い合わせのあった人は全員外来に来てもらい，診療の中で当院がよいのか否かを判断しようということになりました。

　また，「刑務所を出て，行くところがないから入院させてくれ」といった福祉関係者や弁護士からの問い合わせもあるとのことで「外来治療か入院加療かはあくまで診察医の判断なので確約はできないし，基本は外来治療から進める」とアナウンスすることになりました。これは治療面からよりも，入院できる前提で来院して入院できなかったとき（病状も関係しますが，ベッドの状況もあります）のトラブル防止の面が強く，当院のハード面での限界設定の一つだと認識しています。

　アルコール・薬物はそれでよいのですが，次に問題になったのが行動嗜癖です。ギャンブルやインターネット依存についてどうするのか？　そもそも受付窓口で例えば「恋愛依存です」「ラーメン依存です」などと言われた場合に，それをアディクション外来の適応と捉えてよいのかの判断がつかないとのことでした。確かに医学的な「依存症」や「アディクション」と一般社会で使う「依存症」は，だいぶ範疇が違っていて，これらをすべて受付窓口で判断することは難しいでしょう。これ以外にもいろいろな想定があったのですが，最終的にはすべて「1回担当医に確認します」と保留してもらうことにしました。実際にギャンブルやネットゲームに関しては，問い合わせに対して「ギャンブルやネットゲームの専門ではないが，アディク

ション一般論としては対応できます」との答えで初診に来院してくれた人たちは多くいました。「入院も相談には乗る」と言うだけで,「ぜひ!」と喜んで来てくれる家族もいました。

　いよいよ堂々とアディクション患者を初診から診ることができると思ったものの,当院で提供できるプログラムは入院患者のみでした。外来患者も同じプログラムに入ってもよいのではないかと考えたこともありましたが,マンパワーの問題や病棟での混乱を考えると難しかったのです。そのため,アナウンスでは外来中心と言いながらも,実際にはプログラム導入やスタッフの関わりを期待して1度入院加療を勧めることが多かったのです。併存障害には併存する内因性疾患に薬物療法や精神療法を行いながらデイケアや作業療法を利用して通院してもらいましたが,アディクションに特化したものは何もなく,希望者には統合失調症や発達障害の人が中心のデイケアや作業療法に一緒に参加してもらいました。今となっては,それもよかった,そのほうがよい人も中にはいる,と思っていますが,当時はアディクション専門プログラムや専門デイケアがないことに大きな引け目を感じていて,特に併存疾患のないアディクション患者には,せっかく専門外来に来てくれたのに,人によっては専門病院(特にアルコールは周囲に多くある)を勧めるという不思議な外来を行っていました。

▶ | 専門外来の実際(初診)

　そのような中でも,初診から当院外来を希望してくれる人が

少しずつ増えていきました。私が行っていたことは本当に限定的だったと思います。

初診時には，
- お待たせしたことをお詫びする
- 来院してくれたこと，話してくれたことが非常に嬉しい，と伝える
- やめたい気持ちがあるならば，その気持ち自体を評価する
- やめたい気持ちがないのであれば，その状態でも来院してくれたことを評価する
- アディクションによる自身が感じているメリット（もしくはデメリットの回避）について詳しく確認する

ということを行った上で，以下のことを伝えています。
- アディクションからの回復に特効薬のような薬物療法はないこと，対象物質をやめることでかえって一過性につらい症状が出てくる場合があること，その場合は薬物療法や精神療法で対応できること
- AA や NA など自助グループの存在を伝え，1回は見学してみることを勧め，その感想を教えてほしいこと
- カレンダーに対象物質を使用した日，使用したかったが使用しなかった日，使用しなかった日の3段階で夜寝る前（もしくは翌日朝）に記録してもらい，次の外来の時に見せてほしいこと
- すぐにやめられる人はむしろ少なく，再使用はあって当たり前であること。ただその時の傾向をつかむことが必要なので，再使用時や使いたくなった時のことは話せる範囲でよいので正直に教えてほしいと思っていること。また，治

療は長期にわたって必要なこと

・違法・合法の有無に関わらず，本人が教えてくれた内容は本人を連れてきた家族であっても本人の許可なく伝えたりはしないこと。他者への薬物の売買など直接的に外来の安全が脅かされない限り，本人の違法薬物使用のみを理由に警察に連絡することはないこと

・通うとしても通わないとしても，今日来院したことは非常に本人にとって有意義であったと思うし，よかったと思うこと

とにかく，治療につながらないとしてもいつか病院を再受診する時のために，病院に行くことが嫌な印象にならないように，対決にならないようにと努めています。「いつか困ったら，また病院に相談してみるか」と思ってもらえれば成功と考えていました。

▶ 専門外来の実際（再診）

再診ではとにかく褒めまくっていました。それしかしていないと言ってもよいくらいです。

・まず約束通りに来てくれたことを褒めて，待たせてしまったことをお詫びする

・約束通りでなくても（予約日以外の来院や遅刻をしても），来たことを褒める

・再使用の有無に関わらず，どんな内容でも自己開示して話してくれることをありがたいと伝える。なるべく生活上の

エピソードやイベントについて聞くようにしている
- 再使用したかったが思いとどまった日があったら，その日について確認して次に同じことができるかを話し合う
- 再使用した場合は，それを正直に話してくれたことが嬉しいと伝えて，"責められている"と感じることがないように「話してくれたことで治療が進んだね」「再使用自体はみんなあるけど，その後外来に来てくれて本当によかった」など，言葉を選ぶ（ここだけはしっかりと気を遣っていました）
- 同じ状況になったらどうするか，もしくは同じ状況にならないためにどうするか，なんでもよいので一つ試してみる方法を考える
- 次回もどういう状態であってもまた来院してほしい旨を伝えて終了

としていました。

　また，予定の日に来院しない場合には，外来看護師から携帯電話に連絡してもらい，いつでもよいので再診日に来院してほしい旨を伝えていました。とは言っても電話に出てもらえないことも多かったのですが……。そのような人が何週間か後にフラっと来てくれると嬉しいもので，

- 来にくかっただろうに来てくれたのが嬉しいこと
- 自分が非常に心配していたこと
- 極端な話，家で死んでいるのではないかと思ったこと
- 外来日に来られないときは，生存確認の意味だけで構わないから一言だけでも電話がほしいこと

・できたらまた一緒に頑張っていきたいこと

・外来を終了するのであれば仕方ないが，何かあったら必ず
　すぐに受診して相談してほしいこと

などを伝えるようにしていました。「自分はこう思った」となるべく自分の感情も話すようにしていました。

入院加療について

　また，本人が入院加療を希望する場合には，なるべく受けるようにしていました。自分から「入院してまでも依存対象から離れたい」と言えたことを評価します。SOSを出したらすぐに医療機関は対応するという姿勢を示したかったこともありますが，翌日には気が変わってしまうかもしれませんし，そもそも対象物質に埋没して来院できないかもしれないと考えて，可能な限り当日に入院してもらいました。当院は，依存症専門病棟はありませんが，スーパー救急病棟を２病棟持ち，保護室も多く備えているため，離脱が予測される人も含めて当日入院に多く応じることができました。

　本人が入院を希望していなかったり，泥酔していたり，薬物使用で判断能力が低下していると思われる時にでも，本人の身の安全が担保できないと考えた時は，同意者に説明して医療保護入院にすることも多くありました。アルコール依存症を医療保護入院で入院させることを学会で発表した際には多くのご批判をいただきましたが，原因が内因性疾患であれ依存性物質であれ，もっと言えば依存行動（ギャンブル依存など）であれ，「放置したら死ぬかもしれない状態で，本人が病識と現実検討

能力の欠如から治療の必要性を理解できない」状態は医療保護入院の適応であると思いましたし、「もしこのまま帰宅して死んでしまったら」と考えると、たとえ数日で酔いが醒めて退院になったとしても、入院してもらう意味はあると考えました。何より、第三者からどんなに批難を浴びようが、救えるかもしれない命を救えなかった時の自責感を考えれば入院を避けることはできません。

「強制的に入院させて治療したって退院したらすぐに飲む（使う）んだから意味がない」というご指摘もたくさん受けました。本当にそうでしょうか？ たしかに「退院したらすぐに飲む（使う）」ことはあると思います。しかし「すぐに飲んだ（使った）ら意味がない」のでしょうか？ 私はそうは思いません。「また飲酒できる身体にしているだけだ」とも言われました。もしそうだとしてもそれは意味のないことなのでしょうか？ また飲酒できる身体に戻れば飲酒するかもしれませんが、患者は"治療をしなくては"と思うかもしれません。そもそも1回の入院ですべてよくなると思うほうが無理なのだと思います。入院をすれば少なくともその間だけは対象物質から離れられますし、入院がどのようなものかを知ることができます。知ることができれば今後行き詰まったときに、入院することが選択肢になるかもしれません。入院中の限られた時間であってもアディクションについての知識や治療法があることを伝えられますし、何よりも「アディクションは意思や努力、だらしないなどの問題ではなく、うつ病や統合失調症と同じ治療が必要な精神疾患である」と伝えることができると思っています。

あえて言うのであれば，「強制的に入院させて解毒治療しかせずに何のフォローもせずに退院させること」の意義は少ないかもしれませんが，「強制入院中にアディクションについての疾病教育をわずかでも行い，退院後の生活を一緒に考えること」の意義は大きいのではないかと思っています。

もちろん全例に上記の考えが当てはまるわけではありません。入院にしないほうがよかったかもしれないと後悔したり，自分の見通しが甘かったと反省したり，周囲の意見を重視して入院してもらってから後になって入院したくなかったという本人の意見のほうが客観的には正しかったことが判明して本人に謝罪したりすることもありました。ただ，中には強制的な入院に踏み切ったほうがよいこともあるのではないかと考えています。なお，今まで東京都に多くのアディクション患者や併存障害の患者の医療保護入院届を提出していますが，病名だけが理由で返却されたことは一度もないので，行政的にもアディクションも状況によっては医療保護入院の適応となり得ると考えてよいのだと思います。

▶ 専門外来を開いて

「違法薬物を使用中であっても診察する！」とアディクション専門外来を立ち上げた時には，「薬物使用患者だけがたくさん来院して外来で薬物の売買をされてしまったらどうしよう」「患者が殺到してすぐにパンクしてしまったらどうしよう」「何かあった時に院内では誰にも指示を仰げず自分で決めなくては

いけないので，プレッシャーに押しつぶされるのではないか」
など，内心はドキドキしていたのですが，私の宣伝不足からか
全くそのような事態にはなりませんでした。来院する患者の多
くはアルコール使用障害でした。薬物使用障害の患者が来るこ
ともありますが，アルコール，違法薬物，処方薬などの対象物
質が違っても最低限の対応はほぼ同じで，そもそも最低限のこ
としかできていない私の外来では大きな違いはなく行えました。
また，個人的な印象ですが，外来に来なくなってしまう人は薬
物よりもアルコールのほうが多かったように感じます。アルコ
ールのほうが診てくれる病院が多いことや，軽症の段階で来院
してくれる人が多かったため，「もう大丈夫」と自身の判断で
終診する人が多いのかなと思っています。

　もちろんうまくいかないケースも多いのですが，前章でも書
いたように，使用したか否かよりも，無事に来院できたか否か
を重要視しているため，どんな状態であっても，「とりあえず来
てくれてありがとう」から始められるので，こちらがイライラ
してしまうことはほぼありませんでした。また，本人の生活や
イベントを中心に聞いていくことは，薬物療法の効果を測るこ
とよりも私には合っていたようで，楽しく診療することができ
ています。

　当院がスーパー救急病棟を持っていて，緊急入院を受け入れ
るのが当たり前の環境であったので，本人が入院を希望した時
や幻覚妄想状態で自宅や施設にいられない時，治療に行き詰
まった時などは1度入院してから立て直すことができたという
ことも気分が楽でした。入院中の対応については，今までの積
み重ねでのノウハウもプログラムもありましたし，スタッフが

一緒に介入してくれるからです。

　このようにして，決して専門的な知識は必要としていない，専門的なことは何一つしていない，最低限の専門外来を継続していきました。

Column 11

精神科に入局して初めて触れた
アディクション治療

I. Y.

（昭和大学附属烏山病院／精神科医師2年目）

精神科専修医として研修を開始して1年目，最初に配属されたのが常岡医師の班でした。常岡医師の元でアディクションの問題を抱えた患者に出会うことは，私にとって驚きの連続でした。

研修開始初日から，私は常岡医師に従い，院内で実施されているアディクションプログラムの見学に行くことになりました。

「プログラムって何だろう…，どんなものだろう…」とあれこれ思いを巡らせつつ見学した最初の感想は，「患者はよくわざわざプログラムに参加するために来るものだ」と感じたことと，「なぜ患者たちが文句も言わずに1時間以上も参加するのか」

ということが不思議でした。しかし何回か参加していると，スタッフと患者の距離がとても近く，その人の日常生活の話を気軽に聞くことができたり，患者同士でも顔馴染みがいて楽しそうに談笑していたりと室内の雰囲気がとてもよいことに気づきました。病棟ではあまり多くを語ってくれない人も，プログラムで初めて「そんなことを考えていたのか！ 実はそんなに悩んでいたのか！」と普段私がベッドサイドで聞くのとは違った一面を発見して驚くこともありました。

また，当院では若い医師もプログラムの司会をする機会を与えられています。私も司会として参加した際に，病棟で自分が

受け持っている患者とプログラム中に目が合ったりすると、旅先で知り合いに会ったような奇妙な連帯感を感じて嬉しく思いました。

さらに驚いたことには、これまでアルコール依存症、薬物依存症患者というと、私の中では「アル中」「怖い人？」というイメージが根強くありましたが、当院の外来から入院する依存症患者のほとんどは「普通の人」であることでした。ある人は母の友人にいそうな「普通の主婦のおばさん」でした。ある人は「薬物依存症」というからどんな不良少女だろうと思っていたら、同級生にいてもおかしくなさそうな「普通の今どきの子」でした。

様々なお酒のCMが日常的にテレビで放映され、インターネット等でありとあらゆる商品が容易に手に入る現代社会で、いかにアディクションが「普通の人」にとって身近な疾患となってきているのかを日々身を持って感じました。よく学会等でアディクションの専門家の人たちから、最近は「"紳士淑女"のアディクション患者が多い」という話を聞きますが、まさにその通りであり、決して特別な人の病気ではないというのが精神科で過ごして丸1年経った現在の率直な感想です。

最後に、アディクション患者が受診できる医療機関が非常に限られているということも大きな驚きでした。退院後の通院先として本人の希望する病院に依頼をしたところ、依存症は対応できないので専門病院へ、と断られてしまった例もあります。

私は精神科医としての道に足を踏み入れたばかりであり、今後もアディクションの問題を抱え、医療を必要としている人たちに数多く出会うことでしょう。これまでアディクション患者の診療に携わってきた諸先輩方のご苦労は到底計り知ることはできませんし、今は足元にも及びません。しかし、今後精神科医として私がアディクション患者に対してどう向き合うべきであるかを真摯に考え続けていきたいと思っています。

Column 12

アディクション治療と自己肯定感

山田浩樹
（昭和大学医学部精神医学講座／精神科医師）

　常岡医師が，アディクション治療の専門家としての道を歩み始め，ついに本まで出すことになりました。正直，先輩医師としては「いつの間に！」と驚いています。

　私は常岡医師とは 10 年以上，医局で苦楽をともにした戦友のような関係であると思っています。ことアディクションに関しては，常岡医師に任せっきりなのですが，私が最近力を入れているのは，児童，思春期の子どもたちの診療です。縁があって，近隣のチャレンジスクールの学校医を引き受けています。

　学校医を引き受けた当初は，教諭への助言や職員の健康相談が中心だったのですが，やはり途中から，生徒と面談せずして助言を行うのは不可能であることに気づき，以降ずいぶん多くの生徒と話す機会を持つことができました。大学で仕事をしていると，1 人の生徒につき30分〜1時間も，じっくりと話を聞くことができる時間は，臨床家としてはとても贅沢で，大変勉強になります。チャレンジスクールなので，中学校までの間に様々な理由で不登校を経験している子が多く，最初は随分と緊張したものですが，実際には面接ではみな礼儀正しく，ちゃんと耳を傾ければ，自分の思いを一生懸命話してくれます。

　これまで，入学はしたが学校に来られない子，学校には来るが不安緊張が強くて授業を受け

られない子，落ち込みが強い子，自信がない子，自傷行為が止まらない子など，様々な子と話してきましたが，自己肯定感がとても低い子たちがいることに気づきました。そのような子は，経済的な理由，養育者の精神疾患，両親の不和など様々な理由で，家族の機能不全を経験している子や，学校でひどいいじめに遭い，援助が得られなかったなどという経験を持っている子が実に多いのです。

　子どもの成長にとって，最も重要なのは自分の存在を認めてもらえる関わりがあることです。何があっても，成功してもしなくても，あなたはあなたのままでいいんだよ，という関わりが得られる基地があることによって，愛着が満たされ，自分は自分のままでいい，と思う心が育まれていきます。そして思春期を迎え，他の大人や同世代からの影響を受けるようになると，子どもたちはたびたび傷つき，身の程を知って挫折を味わう場面に遭遇します。それでも，自己肯定感が支えとなり，立ち直りながら，客観的に自分を理解することと，社会で生きていく

自尊心を両立させていきます。

　自分自身の存在を認めてもらえないまま成長すると，自分自身を肯定する力が育たず，いわば自分を嫌いな状態で成長していくと予想されます。自分を肯定できない子は，傷つきやすく，他者と交わることを恐れ，安定した人間関係を築くことに苦労しています。一時的に自傷行為に頼ることで，自分を否定していることによる様々な精神的苦痛をレスキューしている子も多いのです。

　自傷行為にも，ピンチを切り抜けるためという適応的側面があり，アディクションに近い構造があります。しかし，自分を否定してしまう自己肯定感の低さに気づき，その原因に向き合う援助者がいなければ，生き残るためにやむなく行っていた自己破壊的な行動が，本当の死に向かってしまうこともあるのです。

　依存物質の使用は結果であって原因ではありません。原因への介入が必要な点は，思春期の子にみられる自傷行為とよく似ています。アディクションの患

者の多くに，自己肯定感の低さを依存物質によってレスキューするしかなく，そうしているうちに依存物質の深みにはまってしまった生活史があります。

学校医の仕事で出会った子どものうち，特に自己肯定感の低い子どもに対しては，まずは話をじっくり聞いて，つらさの理由を尋ね，ねぎらうことが大切だと感じています。幼少期に得られなかった愛着を，同じようなかたちで提供することは当然不可能なのですが，その子が他人と対等な関係を築ける人間であることを，時間をかけてわかってもらえるように関わり続けることが，傷ついた自己肯定感を回復させる一つの方法であると思っています。

常岡医師が提案するアディクションプログラムは，専門性に自信がなくても，大学病院のような若手が中心の現場でも，自分たちでできることをまずやってみようというコンセプトで始まりました。謙遜もあると思いますが，「一流のプログラムに短期間参加するよりも，三流のプログラムにずっと参加するほ

うが予後良好である」と常岡医師はつねづね話しています。「よく来たね」と出迎え，「どうして（対象物質を）使ったのかな」と一緒に理由を考え，「失敗してもまたがんばろう」と送り出す。いつでも迎えてくれる安心感があって，うまくいかなくても，時々失敗しても罰することなく，つながり続けてくれる援助者がいることで，いずれ自己肯定感が回復し，依存物質がなくてもストレスに打ち勝ち，自分を支えていけるようになっていくのかもしれません。

児童，思春期の子どもたちを診察する時も，専門性以上に話しやすい相手であること，また相談してみようという敷居の低さがとても大事であると実感しています。たまに長く話すよりも，短くてもこまめに会って，気軽に何でも話せる相手であり続けることが，時間をかけて自己肯定感を回復させていくのだと思います。

きっと思春期の子どもたちの治療においても，アディクション（もしかしたら，すべての精神疾患に言えるのかもしれないが）の治療においても，最も予

後をよくする因子が「信頼でき
る援助者とつながり続けてい
る」ことである点は共通してい
るのでしょう。私のような未熟
者が思春期の子どもたちの診療
に携わり，自己肯定感を回復さ
せるためのコツは，アディク
ション治療と全く同じことなの
かもしれません。

　常岡医師と共にアディクショ

ンプログラムに参加する若手の
医師やスタッフの自己効力感も
上がるようですから，恐れずに，
できることから始めるアディク
ション治療に参加することで，
治療者側のわれわれの自己肯定
感も上げてくれるかも，と期待
してしまうのです（もしかした
ら，常岡医師の最終目標はここ
にあるのか⁉）。

第 8 章

外来で SMARPP 開始

▶ 専門外来パンク

"初診の患者が思ったよりも少なかった"とは言ってもそれなりには来てくれますし，様々な理由で当院への通院を希望してくれる人たちもいました。そもそも専門外来と言っても実際には私が入院中に診て退院後も外来通院を希望した統合失調症やうつ病の患者も受け入れており，そういった患者も相当な数になりました。院内でも専門外来を開いたことが周知されて，入院中の患者や他の医師の外来患者の相談も受けるようになり，中には専門外来への通院を希望してくれる人も出てきました。また，PSW が弁護士経由で薬物使用障害患者の紹介を受けることもあり，徐々にですが外来がキャパシティオーバーとなってしまいました。待ち時間も長く，ひどい時は 3 ～ 4 時間待たせてしまうケースも出てきました。

待ち時間が長くなると患者の来院する意欲を低下させるだけでなく，患者に気を遣わせてしまって，「たくさんの人が待っているから今日はこれくらいで」と途中で話を切り上げられてしまうことも多くありました。また，せっかく来院してくれた

のに「もう次の予定があるからまた来週来ます」と言って帰ってしまって，そのまま来院しなくなる人も出てきました。

また，初診患者の多くは外来での治療を希望しましたし，実際にプログラムさえあれば外来で大丈夫だろうと思う人も多くいました。患者や家族からも「外来でのプログラム」のニーズを直接訴えられることが増えていきました。治療効果の面からも，また自分たちのやりがいを考えても外来でのプログラムの必要性を日々感じていました。そこで当時徐々に流行ってきていたSMARPPを行おうと，作業療法士や心理士，PSWに声をかけたところ，予想よりも抵抗感なく時間をやりくりしてくれてスタートすることができました。

▶ | SMARPP 開始

入院用のプログラムである併存障害治療プログラムの作成や施行準備には，半年以上の時間をかけていました。しかし，今回は外来患者がどんどん増えていく中で，一刻も早く始めたいという思いがありました。また，始めないまでも「○月から開始します」といったかたちで少しでも早く伝えたいと考えました。そこで2016年4月の時点で「2016年6月より開始」と銘打ってしまって完全な準備はできなくてもその時点でできるだけのプログラムを提供しよう，始めて進めながら患者の意見を聞いて考えようということにしました（図10）。

このように，期間を決めて広告してしまう方法は非常に有効だったと思います。なにしろ開始1週間前の時点で，まだ受付

第 8 章　外来で SMARPP 開始　　155

アディクション外来プログラム

曜日：月曜日（週 1 回）　　時間：10〜12 時
場所：セミナー室
テキスト：SMARPP-28（第 1 クール）
　　　　　　SMARPP-24（第 2 クール以降）
スタッフ構成：医師，看護師，PSW，心理士，作業療法士
スーパーバイザー：国立精神・神経医療研究センターのスタッフ
対象：物質使用（アルコールや薬物など）を中心に，その他のアディ
　　　クションも本人が希望すれば参加可能。どの回からでも開始で
　　　きる。何クールでも継続可能。入院中でも参加可能。

図10　外来での SMARPP の概要
週 1 回月曜日の午前中に施行。対象者は診断にはこだわらず，やめたい
かの意思にもこだわらないこととした。退院後に当院外来や外来プログ
ラム参加を考えている人には入院中から参加してもらい，退院後も抵抗
感なく来てもらえるように工夫した

の仕方や誰が机の配置を変えるのか，片付けるのかなど，何も
決まっていませんでした。宣伝して実際に患者が来る状態を作
っていなかったら間違いなく先延ばしにしていたでしょう。そ
う考えると，外来 SMARPP 初回に来てくれた人たちには，「あ
なたたちのおかげでプログラムが開始できました」と感謝を伝
えたい気持になります。実際，入念に準備してから始めても
想定外のことは起こるので，準備万端で始めるよりも，「準備不
足だから何か起こっても仕方ないよね。その都度考えよう」と
不備があることを前提にしてしまうほうが気楽でした。ただ一
つだけ，あらかじめ決めておけばよかったと思ったのが個人情
報に関する取扱いの同意書です。

　「プログラムの場で話されたことは外では他言しない」

　自分たちの中で当たり前のルールになっていて暗黙の了解と

してしまったことで，プログラム参加者の安全が脅かされる事態（参加者がプログラム外で他患の話した内容をもらしてしまったこと）が起こったのは，私がアディクション治療を開始してから最大の失敗であり後悔です。その後，プログラムの初回参加者には簡単な同意書にサインをもらい，毎回の開始時に「このプログラム内で話されたことは，外では話さないようにしてください。みんなが気持ちよく話せるようにご協力ください」と参加者の中から係を決めてアナウンスしてもらってから開始するように変更しました。

　SMARPPの作成元である国立精神・神経医療研究センターに相談したところ，スーパーバイザーを派遣してくれて毎回手探りで行う自分たちのファシリテーターに適切なアドバイスをいただき，最低限の質を担保することができました。こうして毎週月曜日10〜12時でアディクション外来プログラムを開始することができました。

　プログラム開始時は参加人数も不安定で，台風の日には当院の近くに住む2名しか来ずに，その日はプログラムを中止してスタッフと共に「防災について」という話題でのフリーディスカッションをしたこともありました。

▶ 病院外の関係には口を出さない

　入院中の患者だけを対象に行っているのとは異なり，外来で生活の基盤が病院外にある人々の様々な人間関係であったり，病院外での出来事を病院でコントロールすることは不可能です

し，意味がないと考えて，患者同士の関わりであったり付き合いには介入しない方針としました。一般的にはアディクション患者は依存しやすく，スリップの引き金になるので恋愛は避けることが推奨されることもありますが，これも情報は伝えつつ最終的には本人の判断なので聞きはするが介入しないとしました。実際に外来患者の恋愛を禁止することはできないですし，禁止してしまえば話してくれなくなるだけではないかと考えたのが1点，禁止した上で恋愛を止められないとなった場合に対処法がないと感じたことがもう1点でした。恋愛している限りプログラム・外来に来るなというのはおかしい気がします。とすると，禁止したとしても何もペナルティもないわけで，「ルールというものは破ってもよいもの」という認識になってしまうことのほうがデメリットに感じました。

　ただ恋愛から不安になり，スリップする人がいることも確かなので，「最終的には本人の判断だけど，自分としては恋愛がスリップを引き起こさないか，人生にとってマイナスの方向に働かないか，心配ではある」とだけ伝えることにしました。

　それ以外にも，「朝飲んでしまった」と言って来院する人もいますし，「〇〇さんと付き合っている」「〇〇さんと飲みに行ってしまった」などの話を聞くこともありましたが，「それは診察の場で相談しよう」と返して，一般論として医療者側の心配事項は伝えながらも禁止することはせずに，診察時には話してくれたことを評価して自身で考えてもらうように返していました。

　それがよいことなのかはわかりませんが，外来で医療者が把

握できることは氷山の一角になります。たまたまわかった一角
を逸脱行為として重要視するよりも，ルール自体を広くして逸
脱行動をなくしてしまうほうが，患者と対立せずにお互いに楽
しく治療を続けられるだろうと思っています。

▶ SMARPP 参加者の特徴

　2016年6月に開始してから2018年1月までの約1年半で3ク
ールが終了し，62名が参加してくれました。1クール目は平均
参加人数が7名でしたが，2クール目からは13名に増え，最近
は20名近くになることも増えてきています。対象は76％がアル
コールの問題で，さらに5％はアルコール＋薬物・ギャンブル
の問題があり，約8割がアルコールの問題を抱えていました。
一方で，薬物の問題を抱える人は17％と少数ですが，最近にな
って徐々に増えてきている印象です（図11）。

　また，7％がギャンブルを問題として来院しており，今後も
増えていくことが予想されています。ギャンブルに関しては，
「アルコールや薬物の人の話も参考になる」「同じ部分がある」
と話してくれる人がいる一方で，「やはり少し違うな～と感じ
てしまう」「自分の話はわかってもらえていないな」と感じる
人もおり，行動嗜癖に特化したプログラムができればよりよい
のだろうなと感じています。

　一方で，おそらくはワークブックの内容よりもお互いに共感
できる行動嗜癖を持つ人が集まることが大切なのだと思います。
その意味からは，行動嗜癖の人がプログラムで常にある程度の
割合を占めるようになれば，現プログラムでも対応可能な部分

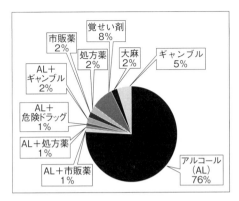

図11 外来SMARPP参加者の依存対象（全登録者：N＝62）
参加者はアルコールの問題のみ，もしくは合併で8割を占める。ただ最近は刑の一部執行猶予もあり，また当院の地道な宣伝活動もあり，少しずつだが薬物が対象の患者が増えてきている

はあるのかもしれないとも思っています。

　入院でのプログラムでは併存疾患がある人が多かったことに比べて，外来でのプログラムは併存疾患がない人が7割を占めていることも特徴です（図12）。ただ，これはアディクション問題が前景に立っていて内因性疾患を見逃している可能性があることは常に意識すべきだと思っています。また，参加者の約半数が入院中にSMARPPを見学してから退院後に継続してプログラムに参加しており，当院に措置入院や医療保護入院などの非自発的入院となり，併存性障害治療プログラムを受けた後に当院外来につながった人も相当数いました。これは，一般精神科病院でも入院中・外来でのアディクション治療プログラムのニーズが高いことを示しているかと思います。

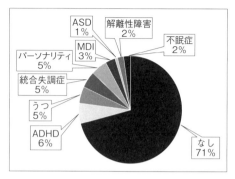

図12 SMARPP参加者の内因性疾患の有無（全登録者：N = 62）
入院のプログラム参加者と比べて内因性疾患のない人が多いことが特徴である。ただし，入院ほど詳しく聴取ができていないため，相対的に診断能力が低くなり，内因性疾患の合併を見逃している可能性があることについては常に注意する必要がある

▶ 参加しやすい人，しにくい人

　アディクション外来を受診している患者のうちどのような人がSMARPPに参加しやすく，どのような人が参加しにくいのかも調べてみました。2016年6月（SMARPP開始時）〜 2017年5月までにアディクション外来に初診した44名のうち，SMARPPを勧めた34名について SMARPP 参加群と不参群に分けて統計処理してみました。その結果，フルタイムで仕事をしている人と今までに専門医の治療歴がない人の参加率が有意に低いことがわかりました。仕事に関しては，当院のプログラムが月曜日の昼間に行われているため，参加したくても参加できない群が存在しています。可能ならば土曜日に行えればよいのでしょうが，病院側のマンパワーの問題で難しい現状があります。他

院でアディクション治療歴がない人はそもそもが「対象物質を止める魔法の薬」を求めて受診する人もおり，集団療法を勧めた時点で拒否反応を起こしてしまう人も混ざっています。依存症が慢性疾患であること，治療には時間がかかることをもっと啓発していく必要があるのだと思います。

　一方で，調査前には差が出ると思っていた年齢，性別，対象物質，学歴，同居者の有無，前医の有無，司法介入歴，親のアディクション問題の有無，受診契機（本人の希望か家族の希望か）など，当初予測していた因子はすべて有意差が出ませんでした。まだ調査対象人数が少ないこともありますが，「○○のような人はあまりつながらない」と考える必要はないのかもしれません。

▶ | SMARPP の効果

　SMARPP開始時から2017年9月までにアディクション外来を受診した人は58名で，そのうちSMARPPに1回でも参加した人は28名，不参加者は30名でした。ただし，参加者28名中18名は外来初診時に入院加療となっており，退院後にSMARPPに参加しています。彼らの3ヵ月後の治療継続率を調べましたが，参加群では75％（28名中21名），不参加群では43％（30人中13名）と大きく異なりました（表14）。また，6ヵ月後の治療継続率（表15）でも参加群で66％（24名中16名），不参加群では33％（30名中10名）と倍近い差が出ています（調査時に期間を満たしていない人を抜いたために総数が変わっています）。

　もちろん，そもそもSMARPPに参加する人は意欲が高いの

表14 アディクション外来を受診した患者の３ヵ月後予後調査

	SMARPP 参加	不参加	合計
継続	21 人（75%）	13 人（43%）	34 人（58%）
中断	4 人（14%）	14 人（47%）	18 人（31%）
転医	3 人	3 人	6 人
合計	28 人	30 人	58 人

SMARPP 参加群のほうが有意に継続率は高く，中断率は低い。ただし
SMARPP 参加群 28 名のうち 18 名は当院入院を経て参加している

表15 ６ヵ月後予後調査

	SMARPP 参加	不参加	合計
継続	16 人（66%）	10 人（33%）	26 人（48%）
中断	3 人（13%）	16 人（53%）	19 人（35%）
転医	5 人	4 人	9 人
合計	24 人	30 人	54 人

SMARPP 参加群で継続率が高く，中断率が低い。ただし当院で入院プログ
ラムを経て当院外来に通院している患者の１年後の治療継続率が72%，中
断率が10%であることを考えると，入院してプログラムに参加することは，
本人の入院・治療の意思の有無に関わらず継続に大きく関与していると思わ
れる。なお，３ヵ月の時点で中断にカウントしていた人が６ヵ月までの間に
再受診して治療再開したため，中断から継続に１名移っている。３ヵ月の時
点で継続していて６ヵ月で中断した人はいなかった

だとも思いますが，アディクション外来に自分で受診する時点
である程度の意欲はあるはずですので，SMARPP における帰
属意識や仲間との連帯感が治療継続率を高くしている印象を強
く持ちます。SMARPP が始まる前に「○○さんから，今日は
休むけどスリップしていないから安心してくれって言われまし
た」「○○さんと待ち合わせしたのにいないから連絡したら

"今起きた"って」と話してくれたり，外来で「スリップした時に○○さんに相談したら，"とりあえず外来に行け"って言われたので来ました」といった話を聞くと，SMARPP が間接的に本人たちの生活に役立っているのかと思います。

　また，SMARPP により外来患者同士が顔見知りになることで，長い待ち時間も患者同士でサロンを作って有意義に過ごしてくれる，たまたま外来を通った病棟スタッフが顔見知りの患者と話をしてアディクション患者に対して親近感を持ってくれるという想定外のメリットも生まれました。

　一方で，6ヵ月の治療継続率が66％，中断率が13％という数字は，入院プログラム参加者の1年後の治療継続率が72％，中断率がわずか10％しかなかったことと比べると見劣りします。外来 SMARPP での効果は強く感じていますが，それ以上の効果が（本人の入院・治療の意思の有無に関わらず）入院しての治療介入において見込めることになります。SMARPP に参加しながら中断してしまっている群はほとんどが初期で治療を中断しており，3ヵ月続いている人は全員6ヵ月でも中断はしていませんでした（転医は2名）。最初に3ヵ月通えるかどうかが，入院加療が必要かどうかの一つの基準になるのかもしれません。

Column 13

アディクションプログラムとの
関わりを通して

藤沢尚子

(昭和大学附属烏山病院／作業療法士)

「外来者のアディクションプログラムやらない？」と常岡医師から声をかけられたのは2016年4月下旬でした。「やります」と即答していました。早速，医師・心理士・精神保健福祉士・作業療法士で集まり，プログラムについての検討をはじめました。「対象者は？」「場所は？」「プログラムの時間配分は？」等々について話し合い，テキストはSMARPPで，開始は6月6日で，などが次々と決まっていきました。新しいプログラムの企画がこのようにスムーズに進んでしまうのは，今までに入院者のプログラムを実施してきた実績があるからだとつくづく思いました。

当院では，亜急性期病棟での統合失調症の人を対象とする「再発のない安定した地域生活をめざす」心理教育や，精神疾患とアディクションを併せ持つ人のプログラムを行ってきました。

当初は有志のスタッフで開始した両プログラムでしたが，病棟業務になった頃に私も亜急性期病棟の担当作業療法士となり，プログラムに関わっていくことになりました。はじめは勝手がわからず，まさに"やりながら勉強していった"という感じでした。しかし，ある程度の枠組みができあがってからの参入だったため，立ち上げの苦労の経験は経ずに，多職種参加で楽しくやっている中に混ぜてもらって，いいとこ取りをしたという

感じでした。

　現在は，亜急性期病棟のプログラムから，さらに病院としてのプログラムに発展し，参加者も様々な病棟から来るようになりました。

　もともと昭和大学はチーム医療を掲げており，学生時代から意識づけられていることもあり，多職種での仕事には抵抗がありませんでした。チームで動いていると，患者を多面的な視点で見て，それをすぐに共有できるメリットがあると感じます。他の職種の人たちの動きを把握しながら，その上で自分はどう介入すればよいのか？　と考えるようになりました。

　プログラムを実施しての問題点は，アフターミーティングでの話し合いだけでなく，月に1回の研究会の中で検討し，改善策が各病棟に伝達される仕組みがあることも，チームで継続して行っていくための工夫であると思います。スタッフが力を入れて，数回プログラムを行うというのは容易いかもしれません。しかし異動がつきものの大学病院で継続的にプログラムを実施

していくためには，プログラムの構造と継続の仕組みをつくり，常に振り返りながら少しずつ発展させていくことが大事であると思います。

　また，研修にも参加して，アルコール依存症臨床医等研修（作業療法士コース）の受講や，SMARPP のプログラムを外来者および入院者（医療観察法病棟）の両方を見学しました。これも病院としての参加であり，研修費用も自己負担なしで勉強できる，またしてもいいとこ取りです。

　このように実際にやりながら学ぶことと研修で学ぶことを経て，時には実施したことをまとめて学会発表したり，プログラムとともに自分自身も成長してきて数年経った頃，ふとアディクションの入院者が退院した後の受け皿が当院にはあるのか？という疑問が湧きました。

　今までは退院後は自助グループに通うことや，さらに専門の病院への通院や入院が主でした。しかし，入院時のプログラムに様々な病棟からの参加者が増えてくるとともに，退院しても引

き続き当院に外来通院する人たちが増えてきたと感じていました。「何かしなくてよいのか？」と考えていたところに，冒頭の外来プログラムの企画が持ち上がったのでした。ちょうど依存症集団療法の診療報酬が新設される頃とも重なり，今後は薬物使用者のプログラムの受け入れを考えてのこともありました。

テキストはSMARPPを使用し，まず6月から開始し，退院間近の入院者を含め5人からスタートしました。11月には依存症集団療法算定に必要な講習も受講し，少しずつ薬物使用者も受け入れ始めました。

プログラムの中での主な役割は，多職種のスタッフが当番制として毎回違う人が担当する中，いつもいるスタッフとして，統一した運営ができるようにすることです。前週の内容をプレミーティングで共有しますが，プログラムに同じ患者を継続して見ている視点を付け加えることができます。また，入院時のプログラムから引き続き外来プログラムに参加する患者も，同じスタッフがいることによってスムーズに参加できると感じてい

ます。

しかし，「ただプログラムをやっているだけじゃないの？」「作業療法士として個々の患者への介入はどうしているの？」と同業者から聞かれることもあります。確かに毎回プログラムに入り，チームでは他の職種の視点を参考にしながら情報共有しています。それが作業療法士の視点で関わっているということなのだろうか？　精神科作業療法としての算定もしているのに，自身ではあまりその点を意識していないのは詐欺なのか？と思うこともあります。実際，プログラムに参加していて，他の外来作業療法も利用している人は数人しかいません。個別に面接してプログラムの振り返りをしたりする時間はほとんどないのが現状です。

これが今後の課題といえば課題ですが，そこは多職種チームで行っているので，医師の診察やカウンセリングでの話を情報共有したり，何よりプログラムで個々の患者が話してくれた内容にもその人の「今後自分はこうなりたい」が含まれていると思います。それを皆で共有しな

がら回復を目指していくものと考えると，単にプログラムを提供しているだけ，というわけでもないのではないかと思います。

スタッフだけでなく，参加する人全員で振り返りながらプログラムを作っているのだと考えるようにしています。

169

第 9 章

アディクション治療を始めて

　アディクション患者と出会って，試行錯誤しながら多職種で協力しながら自分たちなりの介入法・治療法を考えてきて，得られたものは大きかったと思います。それはアディクション患者に対してだけではなく，統合失調症患者やうつ病患者の診察をする時にも非常に役立っている気がしています。本章では，私がアディクションを勉強して知った，アディクション以外の患者に有益な考え方について述べたいと思います。

▶ 先行く仲間

　ある学会で，統合失調症のピアサポーターをしている人と会った時，「アディクションの世界ではスポンサーという制度があって，皆が当たり前のように先行く仲間を持っている。統合失調症の世界には，なんでこの制度がないのだろうと思う」と話していました。統合失調症，アディクションに関わらず，すべての疾患・状態は経験した当事者でなくてはわからない点がたくさんあります。そこに私たち援助者は，どこまで寄り添えるのでしょうか？

　私は少しでも患者の気持ちを想像して，その立場に立って考

えて話すことが援助者の仕事だと思っていました。しかしアディクション治療では，そもそも相手の立場や気持ちが真の意味では理解できないことを感じました。薬物への誘惑は，使用したことのない私にはわかりません。同じことを話していても，私の話す言葉とDARC職員の話す言葉がなぜあんなにも重みが違うのか？　私の言葉は〝軽いな〜〟と思います。

　アディクションだけではありません。どんなに考えても私には幻聴に24時間悩まされる気持ちが実感できませんし，電車内で死ぬかもしれないと思うほどのパニックになるつらさも，想像することしかできません。そう思った時に，私たち援助者にできることは相手の気持ちをすべて理解しようとすることではなく，相手の気持ちは理解しきれないことを自覚して，しっかりと理解して導いてくれる人と出会ってもらう紹介ぐらいなのかもしれないと思うようになりました。

　当院では，2017年からアディクションでの先行く仲間を意識し，当院に入院して退院した患者からのメッセージを現在入院中の患者に投げかけてもらうイベント「病院と地域を結ぶ会」を企画し，開始しました。統合失調症でもうつ病でも不安障害でも，援助者が1人で患者を支えるのではなく，先行く仲間への橋渡しをするというスタンスは，患者にとっても援助者にとっても有益ですし，治療の選択肢が広がったと思っています。

　Lさんは50代男性で，30代から統合失調症を発症してひきこもりの期間を長く過ごしてきました。幻覚妄想状態で自宅マンションから家具を下に投げ落とし，措置入院となりました。1回目の退院後は自宅に戻って「もう少ししたら働きます」と

繰り返しましたが，外来以外は自宅から出ることができません
でした。1年以上デイケアを勧め続けましたが拒否が強く，最
終的には抑うつ的にもなり，生活の立て直しを目的に再入院と
なりました。入院中からデイケアに通ってもらったところ，気
の合う仲間を見つけ，退院後も定期的にデイケアに通い，新し
く入ってくる仲間や1人で寂しそうにしている仲間に声をかけ
て皆から慕われるようになりました。病院と地域を結ぶ会でも
退院後の生活を話してくれて，多くの患者が耳を傾け，「自分
もデイケアに行きたい」と希望する患者が増えました。また，
Lさんは入院中の統合失調症対象のプログラムでもデイケアの
説明を担当してくれて，援助者には話しにくい本音を話しやす
い対象として多くの患者を助けてくれています。

　2018年5月からは，当院でピアサポーターとして雇用して病
棟で入院中の患者の相談相手になってもらっています。医療者
が説明しても反発してしまう患者に，Lさんが「そりゃ仕方な
いと思うよ」と言うと，「そうですかね〜」と納得してくれる
場合が多いことに驚き，今までの自分の治療がいかに表面的だ
ったかを実感させられています。

▶ グループの考え方

　プログラムを行っていると，嫌でもグループでの考え方に慣
れていきます。集団療法の考え方もアディクションだけに限る
わけではありません。集団療法はデイケアや作業療法でも行わ
れていますが，私が最も役立っていると感じるのは，病棟の
ホールでの他患同士の関係を気にするようになったことです。

もともとはホールで気にすることというと，「○○さんと△△さんは仲が悪いからトラブルになったら困るな」「○○さんはいつも統合失調症の集団の中にいるな」といった程度だったのですが，グループの考え方を持つようになってからは，誰が誰への影響力を持っているのか，誰は誰を尊敬している（もしくは先輩，もしくは先行く仲間とみなしている）のかを自然と気にするようになりました。そうすると，処遇や治療方針などを決めるときに患者が誰に相談するかが自然と見えてくるようになりましたし，その時に相手がどう応えるかも何となくわかるようになってきました。

　例えば，デイケアに見学に行ってもらいたいが，本人が渋っているケースでは，デイケアを楽しんでいる人たちが周囲にいる時に話を振れば，自然と周囲の人が「一緒に行ってみようよ」と話してくれます。デポ剤（持効性注射剤）を嫌がっている人には，デポ剤の印象がよい人に少し話してもらえると導入率は上がります。

▶ 患者全員がピアサポーター

　何よりもグループとして患者をみた時に，患者一人ひとりが誰かに影響を与えているピアサポーターなのだと気がつきます。ある部分においては他患よりも先を進んでいる部分，他患に影響を与えられる部分が必ずあり（例えば再入院を繰り返している病状の重い患者も，他患よりも何度も失敗体験を持っている先輩として考えられます），私たち援助者が持っていない部分です。それは，「援助者：助ける人」「患者：助けられる人」と

いう関係だけでは説明できなくなります。患者が他の患者を援助していく，不満を聞いていく，共に考えてくれる，そう考えるとどの患者に対してもリスペクトの気持ちがわいてきます。このリスペクトの気持ちは，患者の自己肯定感を高めることはもちろんのこと，援助者の精神衛生にも非常に好影響を与えていると思います。

　Mさんは40代男性です。30代後半で発症してファストフードで暴れてしまい，当院に措置入院となりました。入院後の薬物療法も難渋し，1年半かけて退院に至りましたが，「死んでしまうんじゃないか」との不安から自宅から出られなくなり，マンションの5階にある自宅から飛び降りてしまいました。幸いなことに救急搬送されて一命を取りとめ，当院に転院してきましたが，その後も「僕死んでしまうんじゃないか」と言うことだけを繰り返す状態が続きました。生活能力はあるので退院はできるのですが，この不安感は消えず退院後も継続していきました。そこで本人の役割を持ってもらおうと病院と地域を結ぶ会で話してもらい，別の機会には司会をやってもらいました。最初は「僕の話なんて誰が聞いてくれるんですか」と繰り返していましたが，やがて「しっかり原稿も書きました。友達を作ったほうがいいって伝えたいんです！」と話すようになり，次の会までを目標にして生活を維持しています。

　Nさんは20代の統合失調症患者です。入院中の薬物療法により症状は改善していましたが，内服自体に不安がありました。スタッフから内服を勧められるたびに不安になっていたため，

デポ剤を勧めていましたが，なかなか踏み切れませんでした。そこで少し前からデポ剤を導入して退院調整していた少し年配の患者を紹介したところ，「生活していると薬ってどうしても忘れちゃうしね。あなたは若いんだからいろいろやっていかなきゃ。注射で何とかなるってラッキーなのよ」とデポ剤のよさを力説してくれました。２週間が経ってから自身でデポ剤を希望して退院しました。その後は，家族教室や病院と地域を結ぶ会でも，自身の経験から「デポ剤にしてよかったと思う。今度は自分がアドバイスする側になりたい」と話しています。

▶ 多職種との関わり

アディクション介入は，多くのプログラムが多職種での対応を前提としており，自然と１人の患者について多職種で話し合う機会が増えることになります。すると他の職種がどのような点を大事にしているのか，どの点が得意なのかなどを共有できます。多職種のスタッフと顔の見える相談しやすい関係を作ると，他の患者の治療でも相談しやすくなり，結果としてすべての患者の治療に役立っています。病院と地域を結ぶ会も，最近始めている家族教室も，すべて一つの職種だけでは内容的にもマンパワー的にも実現は不可能でした。統合失調症プログラムを作成するのに数年，入院中の併存障害治療プログラムを作るのにも１年以上かかりました。しかし，外来でSMARPPを始めるときは思い立ってから２ヵ月後にスタートしていました。最近では，アディクション向けの言いっぱなし，聞きっぱなしプログラムやギャンブル専門プログラムも，"やりたい"と

思ってから数ヵ月で始められています。家族教室や自殺予防プログラムなど，他の分野での多職種連携プログラムも抵抗なく開始できました。普段から密な連携が取れていることは，何か新しい治療法を行うときの機動力に大きく役立ちます。

▶ スリップが症状なら，怠薬も症状では

よく怠薬して再入院する統合失調症の患者を診ると，「何度も入院を繰り返しているのに，なんでまた薬を飲まなくなるんだ！」とイライラしていましたが，アディクションの「飲んだら駄目ってわかっているのに飲んでしまう」と同じなのかな〜と考え，"怠薬はスリップと同じなのかもしれない"と怠薬自体を症状と考えると違った見方ができるようになりました。アディクションではスリップの時に主治医が怒っても何も事態は改善しません。そもそも怠薬で再入院となる患者に対しては，「怠薬したから悪化した」と考えることもできれば，「悪化したから怠薬に至った」という考えもあります。

「怠薬したからダメ，今度は必ず飲むように」ではなく，なぜ怠薬に至ったのかを考えていくことや，怠薬に至った場合にどう介入するかを考えるようになりました。

▶ 入院治療が管理的すぎないか？

今振り返ると，私たちは入院中の安全を求めるあまり管理傾向が強すぎた気がします。もちろん病状によっては生活管理などが必要な時もあるのですが，あまりにも管理しすぎてしまい，

退院後の生活とはかけ離れた環境で入院治療を行っていた気がします。すべてが管理されていた場所ではうまくいっていても，管理が離れた自宅に帰ってもうまくいくとは限りません。むしろ入院は安心して失敗できる場所であると考えると，いろいろなことにチャレンジしていく場所であったほうがよい気がします。スリップは症状，スリップするなら退院後よりも入院中にしてもらったほうが介入しやすいと考えると，怠薬も引っ越しや離婚などの大きなイベントも入院中に行うほうが退院後に発覚するよりも介入しやすいと感じられるようになりました。これは，私の中では今までとは180度違った考え方でしたが，今のところ新しい考え方のほうが他の疾患の患者にもうまくいっている気がします。

▶ パーソナリティ障害や発達障害にも応用

治療継続を第一の目標にして患者の生活に寄り添いながら，患者自身も気がついていないよい部分を一緒に共有し，自己肯定感を高めていく手法は，パーソナリティ障害や発達障害などの自己肯定感が低いことが多い患者の治療には非常に役立つ気がします。また，そもそも彼らにはアルコールや薬物の問題が合併することも多く，本人の居場所としてAAや断酒会，NAなど自助グループがうまく作用するケースも見られ，治療の選択肢が増えました。たくさんの疾患を併存していることは不利なだけではないのです。たくさんのサービスを使えて，たくさんの援助者・先行く仲間候補に会えることなんだ，と心から信じて伝えることができるようになりました。

動機づけ面接

　患者の変わりたい気持ちと変わりたくない気持ちの両面を理解した上で，変わりたい気持ちを引き出していく動機づけ面接の対象は，アディクションだけに限りません。

　「薬を飲みたくないが，飲んだほうが安心なのかもしれない」「薬を飲んで楽になりたいが薬に支配される自分が嫌だ」「入院したほうがよい気もするが，したくない」「デポ剤のメリットはわかるが打ちたくない」「ひきこもっていてはダメなのはわかるが，デイケアには行きたくない」などなど，多くの患者はいろいろな悩みを抱えながら治療を開始・継続していきます。その際にアディクションで習得した動機づけ面接の知識が活かせていると感じます。

　以上のように，アディクション介入を始めて自分が得た細かいメリットは数えきれないほど多くあります。ここには書ききれないほどの多くの患者から多くの影響を受けました。前よりも出会うことが多くなった回復者からは，人生においての考え方を多数学ばせてもらっています。何よりも大きなことは定期的に回復者と会って話をすることで，私自身の自己肯定感が上がっていることかもしれません。今まで最も頼りにしていた依存物質を手放し，ありのままの自分を見つめて受け入れ，新しい人生を作っている回復者たちは本当に尊敬に値しますし，彼らと共に仕事ができるということは医療者の自己肯定感を大きく上げてくれている気がします（たまに，"彼らと比べて自分は……"と卑屈になったりもしますが……）。

Column 14

烏山病院における
アディクション治療の変遷

稲本淳子

（昭和大学横浜市北部病院メンタルケアセンター／精神科医師）

　大学病院におけるアディクション治療はどの程度のことができるのでしょうか？

　私は昭和大学附属烏山病院に1997年7月より2014年3月まで在籍し，烏山病院におけるアディクション治療の変遷をつぶさに見てきました。烏山病院は大学附属病院で，単科の精神病院です。また，措置救急を受ける東京都の指定病院としての役割を持っています。そのため，アディクションの専門治療をできるかどうかに関わらず，措置や救急でアルコール及び薬物による精神疾患を持つ患者が一定数入院することになります。そのため，アディクションを専門にする医療者でなくても，一定数のアディクション患者を治療す

る機会に恵まれる（？），または治療せざるを得ない現状にあるといえます。

　1997年，私がアメリカから帰国し，烏山病院に赴任した際，烏山病院は東京都のアルコール事業に手を挙げ，補助金をもらってアルコール治療病棟が運営されていました。中心的医師は私の同級生である安部康之医師が担っており，開放病棟・任意入院で運営され，KSP（烏山ソリューションプログラム）を用いた集団療法も行われていました。KSPとは当時の治療法では断酒を目指すのが中心でしたが，節酒でもよいというスタンスで行われていて，とても斬新でした。しかし，そのような積

第9章　アディクション治療を始めて　179

極的運営にも関わらず，稼働率は低いため，大学当局の覚えはめでたくありませんでした。

安部医師が退職した後，アルコールに興味のある医師は少なく，細々とアルコール病棟は運営されていきました。ただしアルコール病棟があるため，一定数のアルコール及び薬物の患者が入院及び通院するため，若い医局員たちもアルコールの患者を診ないという選択肢はないので，どうにかこうにか診ていたと思います。

2007年，加藤進昌医師が病院長になりました。その際，アルコール病棟の稼働が著しく低いこと，積極的にアルコール病棟の病棟長をやりたいという医局員がいないことにより，アルコール病棟を閉鎖し，むしろ措置救急で入院してくるアルコール及び薬物の患者を一般病棟で治療していくこととなりました。そのために簡単なアルコールのプログラムを作るようにとの指令が出ました。当時私は医局長であったため，自分が運営するB-3（亜急性期の病棟）で主に受け入れることとなりました。

また，当時 B-3 病棟では多職種による統合失調症の退院促進プログラムを施行しており，コメディカルの協力がとても得やすい状態でした。また，常岡医師というアディクション治療に興味がある医師がいたこと，また池田朋広ワーカー，高木のり子看護師などの元来からアディクション治療に興味があり，以前よりアルコール病棟での勤務歴があった人たちがいたこと，藤沢尚子作業療法士がプログラムを作業療法としてカウントしていたこと，統合失調症プログラムから心理教育に興味があり協力してくれた杉沢諭薬剤師，石坂理江看護師，近藤周康ワーカー，根本ありす心理士らがいたことが軌道にのった要因だと思います。

その後，このアディクションプログラムは全病棟に広がっていき，病院全体のプログラムとなりました。また，入院だけでなく退院してからもアディクション外来（常岡外来）に通院するようになっていきました。そのことにより烏山病院の若い医師も，アディクション治療をせ

ざるを得ない状態にあり，勉強するよい機会に恵まれていると思います。

大学病院という若い医師の教育の現場でアディクション治療を行うことは，アディクション医療の裾野の広がりに他ならないと思っています。

第 10 章

Q&A 集
——アディクション治療の「？」に答えます！——

（以下，回答はすべて常岡俊昭）

Q 病棟や外来診療でヤクザから脅されたことは
ありますか？

A 一昔前は薬物依存というとその筋の人が多かったようで，
よく質問されます。たまたまかもしれませんが，一般精神
科病院である当院で薬物依存の治療をしている人の中には驚く
ほどその筋の人がいません（私が把握できていないだけの可能
性はもちろんあります）。過去には関わっていたという人はい
るのですが，だからといってトラブルになることはほとんどあ
りません。ただ「少し自分を守ることが苦手なのかな」と感じ
られる人たちはいて，その人たちがパニックになったときにき
つい言葉を投げられることはありますが，ゆっくり5分程度話
を聞くと自分で落ち着いてくれる印象があります。

少なくとも他の疾患の患者に比べて，脅されやすい，暴力被
害にあいそう，帰り道を気にしなくては……，などと思ったこ
とはありません。

Q 外来に患者が禁止薬物を疑わせる白い粉を持ち込んだら どうやって対処したらよいのですか?

A 実際には持ち込まれたことがありません。もしも持ち込まれたら……と仮定すると，内容が何なのかを確認して望ましくないものならば捨てるように指示するでしょう。一緒に捨てるところまでは付き合うか，一緒に薬局に行って内容不明のため処分してほしいと依頼するかと思います。ただ繰り返しますが，一般病院での薬物依存専門外来では持ち込まれたことがなく，そこまで気にする必要も，怖がる必要もないかと思います。

Q アディクション患者は面倒ではないですか?

A アディクション患者はわがままですぐにイライラしてやりにくいなどと言われますが，決してその一面だけではないのではないかと思います。確かに彼らは相手を信頼できるのかを値踏みしてくることはありますが，それは当然だと思います。むしろ，いくら相手が医療スタッフであったとしても，最初からすべて信頼するほうが私は違和感を感じます。しっかり生きなくてはいけないと思いながら，理想の自分になれずにもがき苦しみながら，少しでも理想の自分に近づくための魔法を探して依存対象に出会い，離れられなくなることは，すごく人間臭いことだと思います。彼らは怒ったり，イライラしたり，寂しがったり，昨日と違うことを言ったりもします。しかし，人間はそもそもそういうものかなと思っています。

　ですので，私にとって「アディクション患者は面倒ではない

ですか？」という質問は，「人って面倒ではないですか？（機械のほうが楽じゃないですか）」という質問や「実際の恋愛って傷つくし面倒ではないですか？（二次元のほうがよくないですか）」という質問と同じに聞こえてしまいます。

　アディクション患者は面倒な時もあると思います。それはどんなに好きな人に対しても「こういうところ面倒だよな」と思う瞬間があるのと同じだと思います。ただそれ以上に，接していて楽しかったり勉強になったり気づきを与えられたりと魅力的な面がたくさんあると思います。

Q ┃ アディクション治療の魅力はどこにありますか？

A 　慢性期疾患である精神疾患はどの疾患も同じかもしれませんが，長期間にわたって関わり続けられるのは魅力的です。その中で，1人の人がどんどんと成長して変化し，自分よりも素晴らしい人間になっていく過程を目の前で見ることができるのは大きな衝撃です。多くの自助グループでは依存対象からの離脱だけでなく，依存対象にとらわれることなく生活できるように，人間的な成長も大きく促していると思います。「1年前だったら，こうは考えなかったよね？」と患者と振り返る瞬間は，人の成長に関わらせてもらっている幸せを感じます。“自分も一緒に成長できたらいいな”と思ってはいますが……。

Q 刑事ドラマでよくあるように "白い粉" は舐めたら
成分がわかるものですか？

A きっとわかりません。そもそも成分がわからないものを舐めるのは医療者としてだめだと思います。もし毒だったら死にますし……。私たちは刑事ではないので，成分を理解する必要もないのかなと思います。本人が「薬物」と認識し，身体・精神・社会的に害があるとわかっているのであれば（外来に来ている時点で少なくともどれかについては害があるとわかっています），それを使わなくてもしっかりと生活ができるように一緒に考えていければよいと思います。

Q 患者から脅された時の対応はどうすればよいですか？

A 前述のように脅されたことがないので想像になりますが，しっかりと自身の病院でできる限界を伝えて，この病院の対応が合わないのであれば他の病院での治療を受けるという選択肢もある旨を説明すればよいと思います。

「私では決められないので，上で会議してもらうので次回まで保留」という対応は他の疾患の患者から迫られた時などによく使っています。下手に小細工せずに「私（自分の病院）の力では無理だから，申し訳ないけどごめんなさいね」と素直に言ってしまえばよいと思います。もちろん，暴力行為や脅迫行為に発展したら警備員なり警察なりを呼び，クレームとなれば事務の担当部署に対応してもらうことになるかと思います。

Q プログラムを立ち上げるときの障壁は何ですか？

A 　一番はメンバーを集めることだと思います。長期的に継続して行い続けるためには，ある程度の協力者が必要となります。職場によっては，上司が自分の部署の直接の利益にならないからと参加を制限してくる部署もあるでしょう。本来はプログラムの意義や対象者へのメリット，社会的意義などを説いて納得してもらって参加できれば一番よいのですが，そもそも仕事が増えることが嫌であったり，対象者に興味がないような上司も残念ながらいるでしょう。

　そのような場合は参加できるメンバーだけでどんなに小さくても，どんなに頻度が少なくても，まずは始めてしまうことだと思います。理想の環境を待ってから開始しようとすれば，皆待っている間に疲れてしまいますし，興味も薄れてしまいます。とにかく走りだしてしまって，走りながら考え続ければよいのだと思います。完全なプログラムなどありませんし，どんなに準備しても結局何度も修正を余儀なくされます。患者に合わせての進化でもあるはずです。当院のプログラムも何度も何度もマイナーチェンジを続けています。ぜひ「月1回1時間を3名で」でもよいので始めてみてください。そして，宣伝をして面白そうと共感できる仲間を探してみてください。

Q 警察に通報するのはどんな時ですか？

A 運がよかったのかもしれませんが，これまでは通報に至った例はありません。これも一般精神科病院の中のアディクション外来であって，待合室にいるのがアディクション患者だけでなく統合失調症やうつ病・発達障害など他の疾患の患者も多いことが関与しているかもしれません。ただ通報については初診時に患者に明言していることがあります。それは，「薬物使用単独で警察に通報することはない」「外来・プログラムを安全な場にする義務があるので，他者に売る，強引に勧めるなどの行為があれば外来やプログラムに来てもらうことが難しくなるし，その行為が続くようであれば通報もあり得る」「違法薬物の使用の有無に関わらず，他者への暴力行為などがあれば通報する（違法薬物使用中であることを理由に通報しない，ということにはなりません）」です。

患者・家族が気にすることの大半は「薬物を使用して外来に来ても大丈夫なものなのか」という点なので，その点は保証しています。一方で，使用中の薬物のコントロール下であったとしても，他者に害があれば他者を守らなくてはいけないので通報せざるを得ない時もある，と説明すると納得してくれているように感じます。

Q 覚せい剤使用の患者には尿検査（トライエイジ）は必要ですか？

A 少なくとも本人が「使用した」と言っている場合にトライエイジで確認することはありません。使用するとしたら，救急病棟で原因不明の幻覚妄想状態になり，薬剤性を否定したい場合にたまに使うことがあります。薬剤性と急性一過性との鑑別などにおいて診断上での有用性はありますし，家族が疑っていて本人が疑いを晴らしたいときなどには有効だと思います。ただ，保険適応の問題やトライエイジには引っかからない薬物の問題もあり，当院で使用することは稀になっています。少なくともトライエイジがないとアディクション外来ができないということはないと思います。

あ と が き

　定食屋での仲のよいコメディカルとの雑談から始まったアディクション介入が，結果的には私の精神科医としての方向性を変えるに至りました。一般精神科病院における最低限のアディクション治療，これは社会的なニーズが高く，患者にとって利益があるのみでなく，援助者にとって計り知れないメリットがあるのではないかと思っています。始める前に心配していた「トラブルになったらどうしよう」「面倒な患者がたくさん来るんじゃないか」などは今のところすべて杞憂に終わっています。毎週のSMARPPは，私にとっても1週間の出来事を話して気持ちを落ち着ける"居場所"になっています。

　また，この本を書き始めた後にも，言いっぱなし，聞きっぱなしのプログラムを始めたり，ギャンブル専門プログラムを始めたりと，一般精神科病院で数少ないスタッフでもできることは多いのだなと実感しています。一つが軌道に乗ると楽しいので，また次のプログラムをみんなで行いたくなる……，そうしてプログラムがどんどん増えて，どれか一つでも興味を持ってくれるアディクション患者が増えてくれれば……，と思っています。

　本書を読んで，1人でも多くの援助者が，「アディクション治療って面白そう」「この程度ならうちでもできるかも」と思ってもらえ，この楽しみを共有してもらえたらこんなに嬉し

いことはありません。本書は，一般精神科病院における最低限のアディクション介入を数人で立ち上げる方法を書いたつもりですが，不明な点は直接お問い合わせいただければと思います（tsune1027@hotmail.com）。

　最後に，エピソードを一つ紹介します。先日，当院の1年目の精神科医（本書にもコラムを寄稿してくれています）から「私が週に1回行っている精神科病院では，違法薬物患者は診察しないって言っています。精神科なのにそれっていいんですか？」と質問されました。精神科研修を当院で始めた彼女にしてみれば統合失調症も依存症も同じ精神疾患であり，「違法薬物患者は診察しない」ということは，「統合失調症は診察しない」と言っているのと同じように違和感を持ったのだと思います。彼女のような若手精神科医療者が増え，依存症患者が当たり前の医療を当たり前に受けられるような社会の実現が求められていると思います。

　「一般精神科病院におけるうつ病外来の始め方」と言われたら，うつ病を精神科病院で診るのに始め方も何もあるのか？と思うでしょう。「呼吸器内科における肺がんの治療の必要性」という本を読んでも同じでしょう。

　「一般精神科病院におけるアディクション外来の立ち上げ」という本が上記と同じような扱いで，「アディクションは精神科が診るのが当たり前でしょ」と誰もが感じる時代が来ることを祈っています。

　最後に，私をアディクションの道に誘ってくれた池田朋広精

神保健福祉士，アルコール病棟での経験を惜しげもなく披露してチームを支えてくれた高木のり子看護師，一緒に一からすべてを考えて他のスタッフとの調整などを一手に引き受けてくれた石坂理江看護師，開放病棟での依存症治療を快く受け続けてくれている太田晴久先生，無茶をする私たちを温かく見守ってくれていた高塩理先生，稲本淳子先生，岩波明院長，私のわがままに関わってくれている病院内外の援助者，信じてついてきてくれている当事者のみなさん，尊敬できる回復者像を見せてくれて常に希望をくれる回復者のみなさん全員に，この場を借りて感謝の意を示したいと思います。そして，これからもよろしくお願いします。

2019 年 5 月

常岡俊昭

【文　　献】

1）松本俊彦：よくわかる SMARPP：あなたにもできる薬物依存者支援. 金剛出版，東京，2016.

2）厚生労働省：全国の精神科医療施設における薬物関連精神疾患の実態調査, 2016.（https://www.ncnp.go.jp/nimh/yakubutsu/report/pdf/J_NMHS_2016.pdf）

3）Gottfredson, D.C., Najaka, S.S., Kearley, B. : Effectiveness of drug treatment courts : Evidence from a randomized trial. Criminol. Public Policy, 2(2)；171-196, 2003.

4）成瀬暢也：アルコール依存症治療革命. 中外医学社，東京，2017.

5）ウイリアム・R・ミラー，ステファン・ロルニック（松島義博，後藤恵訳）：動機づけ面接法：基礎・実践編. 星和書店，東京，2007.

6）尾崎米厚：アルコールの疫学：我が国の飲酒行動の実態とアルコール関連問題による社会的損失. 医学のあゆみ，254(10)；896, 2015.

7）日本精神医学会監修：DSM-5：精神疾患の診断・統計マニュアル. 医学書院，東京，2014.

8）松本俊彦，今村扶美，吉澤雅弘ほか：国立精神・神経医療研究センター武蔵病院医療観察法病棟の対象者に併発する物質使用障害について：評価と介入の必要性をめぐって. 司法精神医学，3；2-9, 2008.

9）小野英里子，常岡俊昭，新井豪祐ほか：一般精神科入院患者におけるアディクション問題の併存率の調査. 日本アルコール関連問題学会雑誌，19(2)；65, 2017.

10）後藤恵：重複障害の罹患者を対象とした統合的集団療法の有効性と予後の検討：12 ステップの学習を目的としたアルコール依存症の集団療法に重複障害の罹患者を導入して. 日本アルコール・薬物医学会雑誌，47(3)；144-154, 2012.

11）田辺等：嗜癖としてのギャンブル障害：治療経験から. 臨床精神医学，45(12)；1529-1535, 2016.

12）中山秀紀，樋口進：インターネットゲーム障害. 臨床精神医学，

45(3)；301-307，2016.

13）竹村道夫：窃盗癖と他の嗜癖性疾患との比較．臨床精神医学，45
（12）；1571-1576，2016.

14）大石雅之，菅野真由香：性嗜癖と他の嗜癖性疾患との比較．臨床
精神医学，45(12)；1585-1592，2016.

15）松本俊彦：アディクションとしての自傷．星和書店，東京，2011.

16）常岡俊昭，池田朋宏，杉沢諭ほか：一般精神科病院におけるア
ディクション治療のニーズの調査．日本社会精神医学会プログラ
ム・抄録集，35；83，2016.

17）湯本洋介：アルコール依存症に対する減酒外来（Alcohol Harm
Reduction Program：AHRP）の実践．精神医学，60(2)；131,
2018.

18）松本俊彦，古藤吾郎，上岡陽江：ハームリダクションとは何か：
薬物問題に対する，あるひとつの社会的選択．中外医学社，東京,
2017.

19）吉田精次，ASK（アルコール薬物問題全国市民協会）：アルコール・
薬物・ギャンブルで悩む家族のための7つの対処法：CRAFT（ク
ラフト）．アスク・ヒューマン・ケア，東京，2014.

20）厚生労働省精神保健福祉対策本部：精神保健医療福祉の改革ビジョ
ン，2004.（http://www.mhlw.go.jp/topics/2004/09/tp0902-1.html）

21）常岡俊昭，杉沢諭，池田朋広ほか：入院中の統合失調症患者に対
する多職種による心理教育の効果．臨床精神医学，43(1)；101-
108，2014.

22）常岡俊昭，杉沢諭，倉持光知子ほか：統合失調症向け心理教育プ
ログラムの業務化に伴うスタッフの意識と治療効果の変化：精神
科亜急性期病棟での経験より．精神科，29(3)；256-262，2016.

23）松本俊彦，今村扶美，吉澤雅弘ほか：国立精神・神経医療研究セ
ンター武蔵野病院医療観察法病棟の対象者に併発する物質使用障
害について：評価と介入の必要性をめぐって．司法精神医学，3
(1)；2-9，2008.

24）池田朋広，常岡俊昭，髙木のり子ほか：物質使用と精神障害の問

題を持つ方のための集団認知行動療法ワークブック．昭和大学医学部精神医学講座・昭和大学附属烏山病院，東京，2015.

25）常岡俊昭，杉沢諭，石坂理江ほか：精神科救急医療現場におけるアディクション治療プログラムの必要性：併存性障害治療プログラムの業務化に伴う看護師の意識変化を通して．アディクションと家族，31(1)；50-56，2015.

26）Takano, A., Kawakami, N., Miyamoto, Y. et al. : A study of therapeutic attitudes towards working with drug abusers : Reliability and validity of the Japanese version of the drug and drug problems perception questionnaire. Archives of Psychiatric Nursing, 29 ; 302-308, 2015.

27）常岡俊昭：大学病院でもできる薬物依存症治療：専門外来開設の試み．精神科治療学，32(11)；1421-1426，2017.

28）常岡俊昭，杉沢諭，倉持光知子ほか：統合失調症向け心理教育プログラムの業務化に伴うスタッフの意識と治療効果の変化：精神科亜急性期病棟での経験より．精神科，29(3)；256-262，2016.

29）昭和大学附属烏山病院：アルコールプライマリーケアパック．(http://www.showa-u.ac.jp/SUHK/department/special/frdi8b000000abza-att/a1531198116561.pdf)

30）厚生労働省：厚生統計要覧（平成29年度）：第2編 保健衛生 第4章 薬事．(https://www.mhlw.go.jp/toukei/youran/indexyk_2_4.html)

31）日本フランチャイズチェーン協会：コンビニエンスストア統計データ：2018年12月度．(http://www.jfa-fc.or.jp/particle/320.html)

●著者紹介

常岡　俊昭 （つねおか　としあき）

1979年，神奈川県生まれ。2004年に昭和大学医学部を卒業後，同大学医学部精神医学講座に入局。2009年より昭和大学附属烏山病院に勤務。2010年より，同講座助教。2015年に医局を抜けてバックパッカーとして，東欧・南米・アジアなどを放浪。2016年に帰国し，同講座講師，亜急性期病棟病棟長。2017年よりスーパー救急病棟病棟長，2018年より慢性期病棟病棟長を務め，現在に至る。専門は，薬物依存・ギャンブル依存・アルコール依存など。

僕らのアディクション治療法

2019年 6 月21日　初版第 1 刷発行
2022年12月28日　初版第 3 刷発行

著　　者　常岡俊昭
発行者　石澤雄司
発行所　株式会社星 和 書 店
　　　　〒168-0074　東京都杉並区上高井戸 1-2-5
　　　　電話　03（3329）0031（営業部）／03（3329）0033（編集部）
　　　　FAX　03（5374）7186（営業部）／03（5374）7185（編集部）
　　　　http://www.seiwa-pb.co.jp
印刷・製本　株式会社 光邦

Ⓒ 2019 常岡俊昭／星和書店　Printed in Japan　ISBN978-4-7911-1017-9

・本書に掲載する著作物の複製権・翻訳権・上映権・譲渡権・公衆送信権（送信可能化権を含む）は（株）星和書店が保有します。
・ JCOPY 〈（社）出版者著作権管理機構　委託出版物〉
　本書の無断複製は著作権法上での例外を除き禁じられています。複製される場合は，そのつど事前に（社）出版者著作権管理機構（電話 03-5244-5088，FAX 03-5244-5089, e-mail：info@jcopy.or.jp）の許諾を得てください。

アディクション・ケースブック

「物質関連障害および嗜癖性障害群」症例集

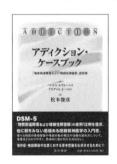

ペトロス・ルヴォーニス,
アビゲイル・J・ヘロン 編
松本俊彦 訳

A5判　304p　定価：本体2,700円+税

DSM-5の依存症・嗜癖関連障害の症例12例が提示され、診断と評価、治療の状況が描かれている。様々な物質の使用障害や嗜癖行動の概念や治療について具体的に書かれた嗜癖精神医学の入門書。

アディクションとしての自傷

「故意に自分の健康を害する」行動の精神病理

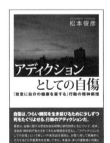

松本俊彦 著

四六判　340p　定価：本体2,600円+税

自傷に関する豊富な臨床経験と研究知見にもとづき、「アディクションとしての自傷」という新しい仮説を提唱し、自傷に対して積極的に介入することの重要性を主張。多くの援助者、本人・家族に自傷と向き合う勇気を与えてくれる。

発行：星和書店　http://www.seiwa-pb.co.jp

本当の依存症の話をしよう

ラットパークと薬物戦争

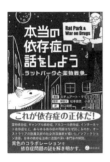

スチュアート・マクミラン 漫画
松本俊彦，小原圭司 監訳・解説文
井口萌娜 訳

A5判　120p　定価：本体1,500円+税

オーストラリアの新進気鋭の社会派漫画家が依存症問題の本質に迫った二つのノンフィクション漫画を収載。日本における依存症治療の専門家による解説で，さらに依存症問題に深く切り込む。

人はなぜ依存症になるのか

自己治療としてのアディクション

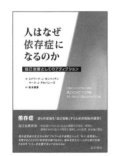

エドワード・J・カンツィアン，
マーク・J・アルバニーズ 著
松本俊彦 訳

A5判　232p　定価：本体2,400円+税

依存症者が自らの苦悩に対して自己治療を施し、その結果、依存症に陥るとする自己治療仮説は、依存症の発症と一連の経過を説明するいま最も注目を集めている理論である。依存症治療に必読の書。

発行：星和書店　http://www.seiwa-pb.co.jp

よくわかるギャンブル障害

本人のせいにしない回復・支援

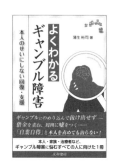

蒲生裕司 著
四六判　212p　定価：本体1,700円+税

社会的な問題となっているギャンブル障害について、その診断と治療や、脳とギャンブルの関係、利用できる社会資源など、役立つ情報が満載。ギャンブル障害に悩むすべての人に向けた1冊。

アルコール・薬物依存症の再発予防ガイド

ソブラエティを生きる

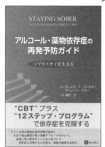

テレンス・T・ゴースキー,
マーレーン・ミラー 著
梅野充 訳

A5判　240p　定価：本体2,300円+税

アルコール・薬物依存症患者の再発を防ぐための治療的な創意工夫の結集。認知行動療法と自助グループの12ステップ・プログラムから生まれた「CENAPSモデル」で、真に寄り添う援助を実現する。

発行：星和書店　http://www.seiwa-pb.co.jp